北京天坛医院神经内科疑难病例

第 3 辑

主　编　周　衡

副主编　王力群　秦海强　牛松涛
　　　　王化冰　陈　彬　王新高

北京大学医学出版社

BEIJING TIANTAN YIYUAN SHENJING NEIKE YINAN BINGLI DI 3 JI

图书在版编目（CIP）数据

北京天坛医院神经内科疑难病例．第3辑 / 周衡主编．
—北京：北京大学医学出版社，2019. 3
ISBN 978-7-5659-1904-6

Ⅰ．①北…　Ⅱ．①周…　Ⅲ．①神经系统疾病－疑难病－病案　Ⅳ．①　R741

中国版本图书馆 CIP 数据核字（2018）第 259877 号

北京天坛医院神经内科疑难病例　第3辑

主　　编：周　衡
出版发行：北京大学医学出版社
地　　址：（100191）北京市海淀区学院路 38 号　北京大学医学部院内
电　　话：发行部 010-82802230；图书邮购 010-82802495
网　　址：http://www.pumpress.com.cn
E-mail：booksale@bjmu.edu.cn
印　　刷：北京信彩瑞禾印刷厂
经　　销：新华书店
责任编辑：高　瑾　畅晓燕　**责任校对：**金彤文　**责任印制：**李　啸
开　　本：787 mm × 1092 mm　1/16　**印张：**8.75　**字数：**229 千字
版　　次：2019 年 3 月第 1 版　2019 年 3 月第 1 次印刷
书　　号：ISBN 978-7-5659-1904-6
定　　价：39.00 元

编者名单

主　编　周　衡

副主编　王力群　秦海强　牛松涛　王化冰　陈　彬　王新高

编　者（按姓氏汉语拼音排序）

曹京波（首都医科大学附属北京天坛医院）
苌浩晓（首都医科大学附属北京天坛医院）
陈　彬（首都医科大学附属北京天坛医院）
陈　娜（首都医科大学附属北京天坛医院）
丛衡日（首都医科大学附属北京天坛医院）
杜　立（贵州省贵阳市第二人民医院）
杜　利（首都医科大学附属北京天坛医院）
段婉莹（首都医科大学附属北京天坛医院）
翦　凡（首都医科大学附属北京天坛医院）
雷爱弟（福建省厦门市第五医院）
李昕頔（首都医科大学附属北京天坛医院）
刘庆萍（南京医科大学第二附属医院）
刘翕然（首都医科大学附属北京天坛医院）
刘永红（首都医科大学附属北京天坛医院）
马赛男（首都医科大学附属北京天坛医院）
马越涛（首都医科大学附属北京天坛医院）
牛松涛（首都医科大学附属北京天坛医院）
潘　华（首都医科大学附属北京天坛医院）
秦海强（首都医科大学附属北京天坛医院）
曲明卫（河北省沧州市中心医院）
宋　田（首都医科大学附属北京天坛医院）
王化冰（首都医科大学附属北京天坛医院）
王力群（兰州大学第二医院）
王　莉（河北省张家口宣钢医院）
王新高（首都医科大学附属北京天坛医院）
王　颖（首都医科大学附属北京天坛医院）
魏玉桢（首都医科大学附属北京天坛医院）
徐望舒（首都医科大学附属北京天坛医院）
杨　硕（首都医科大学附属北京天坛医院）
要雅君（首都医科大学附属北京天坛医院）
曾　凯（京煤集团总医院）
张　磊（首都医科大学附属北京天坛医院）
张　彤（首都医科大学附属北京天坛医院）
赵　纯（首都医科大学附属北京天坛医院）
赵　琳（首都医科大学附属北京天坛医院）
周安娜（首都医科大学附属北京天坛医院）
周　衡（首都医科大学附属北京天坛医院）
朱荣彦（河北省石家庄市第一医院）

指导专家　王拥军（首都医科大学附属北京天坛医院）
赵性泉（首都医科大学附属北京天坛医院）
张星虎（首都医科大学附属北京天坛医院）
张在强（首都医科大学附属北京天坛医院）
刘丽萍（首都医科大学附属北京天坛医院）
孙益林（中国医学科学院神经科学研究所）
尹琳琳（首都医科大学附属北京天坛医院）

第 3 辑前言

刚刚开始编写《北京天坛医院神经内科疑难病例》的时候，没有想到能够走到今天，正如第 1 辑前言里所说，最初写作的动机是想把二十多年临床工作当中那些触动过我的瞬间记录下来。幸运的是，本书前两辑面世之后，获得了很好的口碑。有时禁不住到网站上浏览一下购书者们的留言和评论，满满的都是感动。我们的一点点努力，得到大家如此的厚爱，让我们有责任、有力量去把这个系列继续做下去。

医生需要终身学习、终身积累，在浩如烟海的教科书、专著和论文当中，该如何去选择呢？每个医生的案头都会有几本大部头，它们是我们知识体系的基础和框架，除此之外，那些经过了岁月最终慢慢沉淀在我们大脑当中、历久弥新的知识，往往和我们的临床实践有关，往往是“那些年我们管过的病例”。这就需要我们做一个有心人，在繁复的日常医疗工作当中，不断地找到那些困扰我们的问题，通过深入的学习，去解决问题。我们推出这个系列的目的也正是帮助大家做一些这方面的积累。每一个前辈和师长都会反复强调临床思路的重要性，思路清晰的医生也往往受到同行的推崇，这种思路需要在临床工作中，在正确的引导下反复地磨练和培养。在这个系列当中，我们也尽量去复原疾病的诊疗过程，把自己的思路与大家分享，如果能够为大家提供些许帮助，我们将不胜欣慰。

写书的过程也是一个难得的学习过程。神经科的专业划分越来越精细，任何一个神经科医生不可能对神经病学所有的疾病都有精深的见解，在保证专业深度的同时，我们可能在某种程度上牺牲了专业广度。因此，在稿件整理修改的过程中，我们有了再一次重温神经病学疾病多方面知识的机会，再一次更新了我们的知识库，这也是我们编者此次最大的收获。

每个人都是带着若干使命来到这个世界的，有些事没有光环、看似枯燥，但总得有人去做，这就是使命。使命感可以让我们不计得失，一往无前。我们的一个重要使命就是用这个系列去记录天坛医院神经内科的点滴过往。在未来的某个日子，如果后来人能够再次翻阅这几本书，在字里行间读到天坛医院神经内科医生们曾有的执着与激情，我们的使命就圆满地完成了。

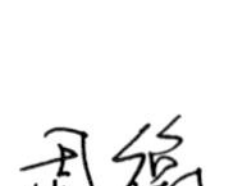

2018 年 10 月

第 2 辑前言

转眼之间，《北京天坛医院神经内科疑难病例》付梓已经整整两年了，记得在 2014 年底，我一边给参编的同仁们邮寄样书，一边和大家约定：继续努力，再编写第 2 辑。直到今天，这个心愿终于完成了。

在这两年的时间里，许多神经病学界的朋友对这本书给予了积极的评价，大家一面对书中提到的病例进行了更加深入的讨论，一面又提供了许多有价值的新的病例。这些新病例正是《北京天坛医院神经内科疑难病例第 2 辑》的主要来源。于是，我们再次出发，整理近两年天坛医院神经内科各专业组的病例资源，对于其中具有临床指导意义的典型病例，再进行深入挖掘，力求得到完整的医疗信息，通过对这些病例诊疗过程的分析，为临床医生处理具体问题提供参考。我们固然不能要求每一位神经病学医生都能对疑难病例做出准确的诊断，但一个合格的医生，应该具有广阔的视野，不能把诊断思路仅局限在常见病和多发病上面。"除了常见病之外，还有没有别的可能？如果有这种可能，应该帮助患者进行哪些检查和治疗？"如果我们的工作能够帮助大家解决这两个问题，那就是本书最大的价值。

如前次一样，许多进修医生和在读研究生主动地投入到了这项工作，在检索文献、搜集影像和病理资料的过程中，天坛医院的相关科室都倾尽所能地支持着我们。

记得在编写这个书系的过程中，曾有朋友问过我："写这本书对晋升有用吗？"我竟一时语塞，其实我也曾问过自己这个问题。在日复一日的医疗、教学和科研工作之外，大家还要挤时间完成书稿，究竟是为了什么呢？尽管有了一丝的迷惑，但为了当初的承诺，我们还是一点一点做了下去。慢慢地，我领悟到了其中的意义。我们编写这本书的目的，在于把天坛医院神经内科的故事记录下来，让人们记得，曾经有这样一群医生，他们承担着辛苦的工作，抵御着各种各样的诱惑，在医院里坚持了下来，在书桌旁坚持了下来，在讲台上坚持了下来。在一个个编写书稿的深夜，在一次次敲击键盘的时候，我仿佛回到了过去的时光，和曾经朝夕相处的同事们重逢，再次和他们一起在病房的走廊里、在阳光明媚的办公室里讨论病例，每到此时，我都有一种幸福的感觉。

天坛医院即将迁址，神经内科的精神会传承下去，我们一如既往，不忘初心，为了患者的福祉去不断迎接挑战。

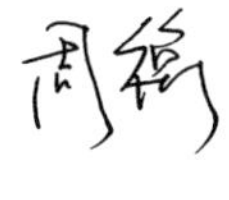

2016 年 5 月

第 1 辑前言

——写在岁月老去之前

20 年前，当我有幸成为天坛医院神经内科大夫中的一员的时候，心中充满了荣耀。随着七千多个日出日落的更替，这份荣耀慢慢变成了一种责任，我时常自问，自己是不是对得起这种荣耀？为了荣耀的延续，自己究竟做过些什么？

刚刚入行的时候，我曾经感慨神经病学的涵盖是如此的广阔，从无形的意识到身体发肤；从呱呱坠地的婴儿到耄耋之年的老人，都是我们的研究对象。每一个领域，每一天都在发生着新的进展。天地如此广阔，道路又如此漫长。在每一个神经科医师的专业之路上，总会有这样一些瞬间，或许是因为在那个瞬间，我们终于明确了一个诊断；或许是因为在那个瞬间，我们挽救了一个患者甚至一个家庭；或许是因为在那个瞬间，我们避免了一个错误。这些瞬间往往使我们终生难忘、终生受益。每每我们谈起自己职业生涯的时候，这些瞬间便会不自觉地从脑海中走出来，给晚生后辈带来良久的唏嘘感叹。

岁月终将老去，记忆也会褪色。多年来，我一直想把这些瞬间串联起来，但大大小小的事情把计划一再拖延下去。直到 2013 年，在我负责天坛医院神经内科教学工作的时候，不经意间和新来的进修医师提到了这件事，他们纷纷表示愿意加入到这件事当中来。在他们身上，我看到了自己曾经有过的激情。于是，计划开始实施，病例筛选、资料搜集、文献检索，复杂的过程带给大家的乐趣是我们都没有料想到的。

通过层层筛选，我们最终确定将 13 个病例纳入本书，这其中包括神经系统遗传代谢性疾病、神经系统感染性疾病、神经系统免疫性疾病及脑血管病等多个病种。每一个病例能否入选，最重要的前提是它的诊断是否明确？是否达到公认的金标准？如果不能，哪怕病例再完整，治疗再有效，也不在考虑的范围。这是因为我们必须提供给大家经得起推敲的病例，如果诊断还存在疑问，那么根据诊断所进行的讨论也就不免成为了空中楼阁。在这 13 个病例中，我们应用了病理学、分子生物学等手段，力求做到诊断可信，言之有据。

确定病例之后，我们就每一个病例的写法进行了商讨。首先，在每一个病例的开始部分，严格按照神经内科的规范，细致描述患者的神经系统查体结果。这是因为我们发现，在神经内科查体的具体操作与描述上，不同医学院毕业的研究生和进修医师存在很多的差异，孰对孰错暂且不说，格式的混乱也可能引起工作的不便。所以，规范的体格检查描述十分重要。在体格检查描述之后，我们不是直接把诊断结果告诉读者，而是力求还原临床的诊断过程。也就是说，如何根据首诊资料确定诊断的方向，如何根据患者的病情变化和新的检查结果，调整自己的思路，最终得到正确的诊断。我们当中的很多人都曾经痴迷于福尔摩斯的基本演绎法，其实医生和侦探的思维方式很接近，侦探寻找的是罪犯，而我们探究的是病因。

起源于亚里士多德的演绎法要求它的使用者具备两个条件：一是充分了解事物的一般性规律，二是熟练掌握演绎推理的方法。在疾病的诊断过程中，我们往往要借助演绎推理法，因此，在不断丰富医学知识的同时，对于诊断过程的研究同样重要。

在每个病例的最后，我们照例进行了讨论，并列出了相关的延伸阅读文献，以备同行们阅读。

终于有一天，我把整部书稿通览一遍，才觉得自己可能刚刚做了一件能够使荣耀感延续的事情。在这些病例里面，有我们的青春，有我们的追求，更有我们的成长。

2014.10.28

目　录

第 1 章 IgG4 相关肥厚性硬脑膜炎

病例 1

【主诉】

患者，女性，48 岁，发作性肢体抽搐 4 个月，言语不利 3 个月，情绪障碍伴左耳部疼痛 2 个月。

【现病史】

患者于 4 个月前做午饭时无明显诱因出现双手摸索，随之出现呼之不应，双上肢屈曲，双下肢伸直，牙关紧咬，共发作 2 次，持续 3 ～ 5 min，于当地医院就诊，予以丙戊酸钠抗癫痫治疗，完善检查发现左侧乳突胆脂瘤，行手术切除治疗，予以更昔洛韦、头孢替安、哌拉西林、他唑巴坦、地塞米松治疗，患者未有再次癫痫发作。3 个月前出现言语不利，能理解他人言语，不能表达自己意见，再次于当地医院就诊，期间出现右侧嘴角抽动，共出现 5 次，持续 5 s 左右，予以头孢他啶、美罗培南、莫西沙星、万古霉素、甲硝唑、亚胺培南等治疗，并加用奥卡西平，未再出现发作，言语功能稍好转，可回答部分简单问题。2 个月前出现情绪障碍，家属觉其识人障碍，常为他人过度担心，睡眠质量差，易激惹、哭泣，并出现挑食、固执等，伴左耳部疼痛，疼痛性质不明，于当地医院就诊 2 次，予以美罗培南、万古霉素、头孢唑肟钠、头孢哌酮、舒巴坦、头孢曲松、头孢克肟、头孢呋辛、奥硝唑等治疗均未见明显好转。病程中无黑矇，无视物旋转及视物成双，无肢体无力，无二便障碍。

【既往史、个人史及家族史】

中耳炎病史 5 年余，未系统诊治。肺病 3 年余，具体诊治经过不详，自述已愈。否认高血压、糖尿病、冠心病等慢性病病史，否认乙型肝炎、结核等传染病病史，否认脑卒中、脑炎等相关病史，否认输血及血制品史，否认头部外伤史。可疑青霉素过敏史，具体过敏症状不详。第一胎，足月顺产。否认家族疾病史。

【神经系统专科查体】

- 右侧血压 110/88 mmHg，左侧血压 108/86 mmHg。双肺呼吸音清，未闻及干湿性啰音；心律齐，未闻及明显杂音；全腹柔软，无压痛及反跳痛，肝脾肋下未触及；双下肢无水肿。
- 精神智能状态：意识清楚，不完全感觉性失语，查体不完全合作，简单指令可合作，时间、地点、人物定向力、记忆力、计算力检查均不能合作。
- 脑神经
  - Ⅰ：未查。
  - Ⅱ：双眼视力、视野检查不能合作，眼底视盘边界清楚。

- ◦ Ⅲ、Ⅳ、Ⅵ：上眼睑无下垂，双侧瞳孔等大正圆，直径 3 mm，双侧瞳孔直接及间接对光反射灵敏，眼球各向运动充分，未见眼震。
- ◦ Ⅴ：双侧面部针刺觉对称，双侧角膜反射正常引出，下颌反射未引出。
- ◦ Ⅶ：双侧咀嚼对称有力。双侧额纹、面纹对称，闭目及示齿有力。
- ◦ Ⅷ：双侧听力、Weber 征、Rinner 征不能合作。
- ◦ Ⅸ、Ⅹ：腭垂（悬雍垂）居中，双侧软腭抬举正常对称，双侧咽反射存在。
- ◦ Ⅺ：双侧转颈、耸肩对称有力。
- ◦ Ⅻ：伸舌居中，未见舌肌萎缩、纤颤。

- 运动系统：四肢肌肉容积正常，双侧肢体肌张力正常，四肢肌力 5 级。
- 共济运动：双侧指鼻稳准，跟膝胫试验不合作，闭目难立征不合作。
- 步态：大致正常。
- 反射：四肢腱反射对称引出。双侧病理征阴性。
- 感觉系统：双侧深浅感觉、皮质感觉均不能合作。
- 脑膜刺激征：阴性。

【辅助检查】

1．腰穿检查（表 1-1）

表 1-1　患者历次腰穿检验结果

	2016 年 08 月 17 日	2016 年 12 月 15 日	2017 年 01 月 11 日
压力	230 mmH_2O	压力正常范围	150 mmH_2O
常规	无色透明 细胞计数 2×10^6/L	无色透明 细胞计数 5×10^6/L 白细胞计数 1×10^6/L	无色透明 细胞计数 1×10^6/L 白细胞计数 1×10^6/L
生化	蛋白质 676.0 mg/dl 葡萄糖 3.25 mmol/L 氯化物 128.0 mmol/L	蛋白质 111.0 mg/dl 葡萄糖 3.16 mmol/L 氯化物 119.0 mmol/L	蛋白质 62.74 mg/dl 葡萄糖 3.24 mmol/L 氯化物 115.0 mmol/L
涂片	未见异常		未见异常
培养	/	未见细菌生长	未见细菌生长
寡克隆带	阴性		阳性
抗 NMDA-R 抗体	阴性		
Hu、Yo、Ri	阴性		
其他	病理：未见异型细胞及恶性肿瘤细胞	IgG 301.6 mg/L ↑ IgA 41.6 mg/L ↑ IgM 11.50 mg/L ↑	IgG 鞘内合成率 81.3% 白蛋白 0.04 mg/dl IgG 0.17 mg/dl

2．其他实验室检查

（1）免疫全项、抗中性粒细胞胞质抗体（ANCA）、单纯疱疹病毒核酸各项均正常。

（2）病毒基因学检测：未见明显致病菌。

（3）G 试验、GM 试验均阴性。

（4）B 淋巴细胞亚群 $CD3^- CD19^+$：9.41%；自然杀伤细胞 $CD16^+CD56^+$：11.4%；T 淋巴细胞亚群 $CD3^+$：77.96%；辅助性 T 细胞 $CD3^+CD4^+$：46.76%；抑制性 T 细胞 $CD3^+ CD8^+$：26.25%；辅助性 T 细胞 / 抑制性 T 细胞：1.78。

（5）左耳乳突腔取出物病理报告（2016 年 09 月 01 日）：慢性炎症，见较多浆细胞浸润。免疫组化检查：$CD3^+$、$CD20^+$ 示 T、B 淋巴细胞，$CD38^+$、$CD138^+$ 示浆细胞，$CD68^+$ 示组织细胞，κ、γ 示多克隆增生，平滑肌肌动蛋白（SMA）(–)，Ki-68 约 3%。

3．超声检查

（1）腮腺超声：双侧腮腺未见明显异常及占位。

（2）颌下腺超声：双侧颌下腺未见明显异常及占位。

4．头颅 CT 检查

头颅 CT 检查所见如图 1-1。

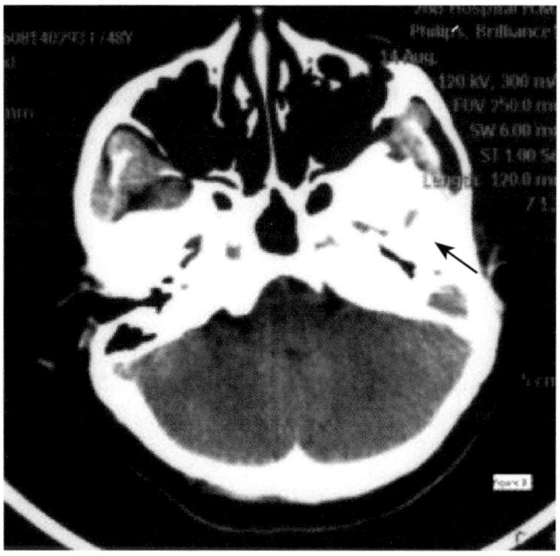

图 1-1　患者头颅 CT 可见左侧乳突术后改变（箭头所指可见充盈缺损）

5．头颅 MRI 检查

头颅 MRI 检查所见如图 1-2。

【诊疗经过】

患者定位诊断明确，以硬脑膜受累为主，初步排除颅内感染和脑膜癌病，考虑非特异性硬脑膜炎可能性大。但患者曾有中耳炎及肺病病史，再次追问病史，患者曾在外院诊断“免疫性肺炎”。由此，我们发现患者存在多部位、多系统免疫性病变，有必要进一步探寻深层次的病因，所以经过充分沟通，患者行硬脑膜活检术，病理结果如图 1-3 所示。

以上结果提示 IgG4 相关肥厚性硬脑膜炎（IgG4-related hypertrophic pachymeningitis，IgG4-RHP）。为明确诊断，行血清 IgG4 水平检测，结果为 147 mg/dl，高于 IgG4-RHP 诊断标准，IgG4-RHP 诊断确立。

确诊后，给予患者甲泼尼龙 1000 mg/d 静脉滴注 ×5 日，之后改甲泼尼龙 60 mg/d 口服，每周递减 8 mg，同时给予他克莫司 1 mg/d 口服。经随访，患者恢复良好，头颅 MRI 复查，硬脑膜强化范围明显缩小。

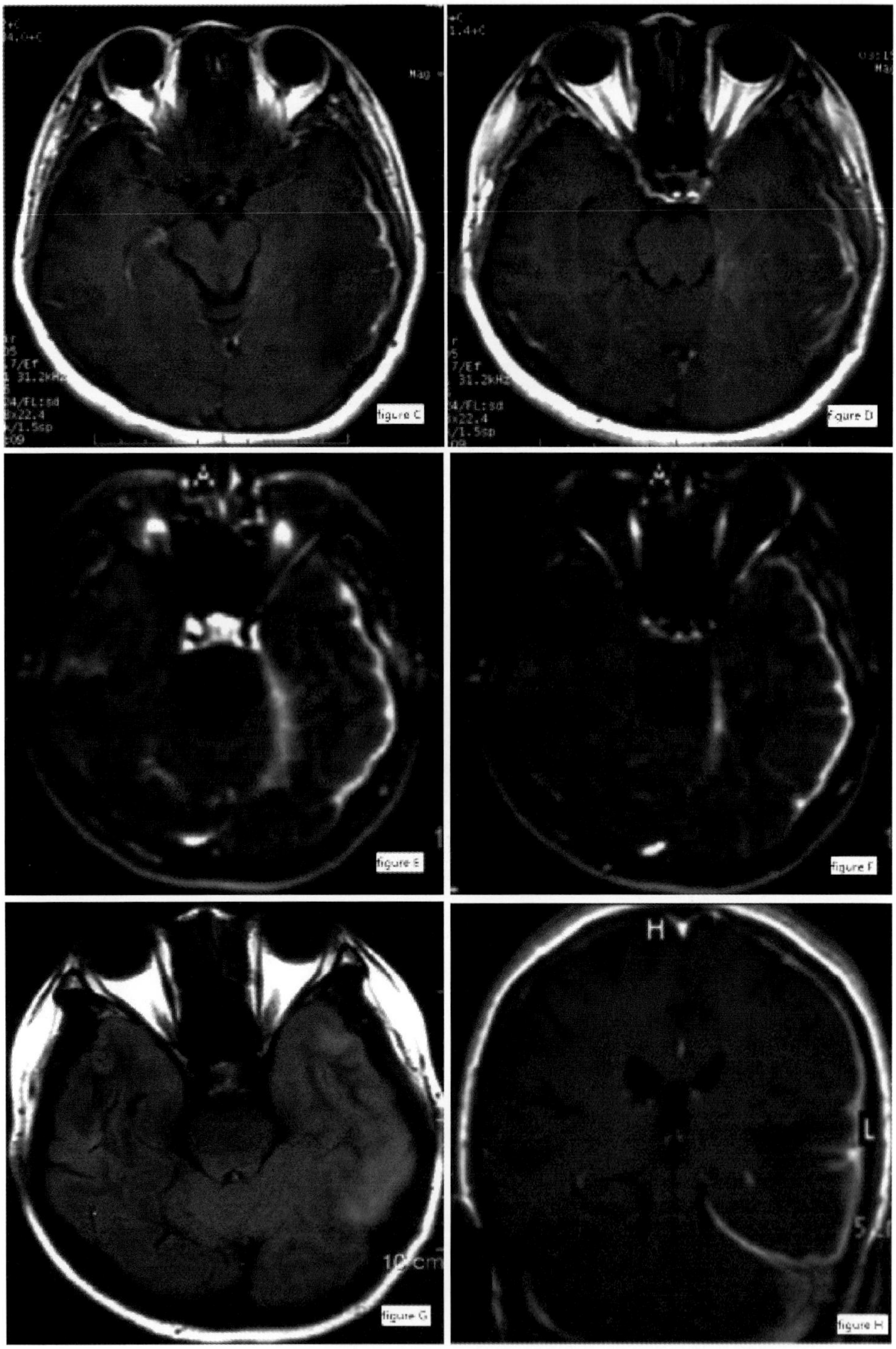

图 1-2 患者 MRI 平扫及增强扫描可见左侧颞叶长 T2 信号，左侧颞叶硬脑膜强化

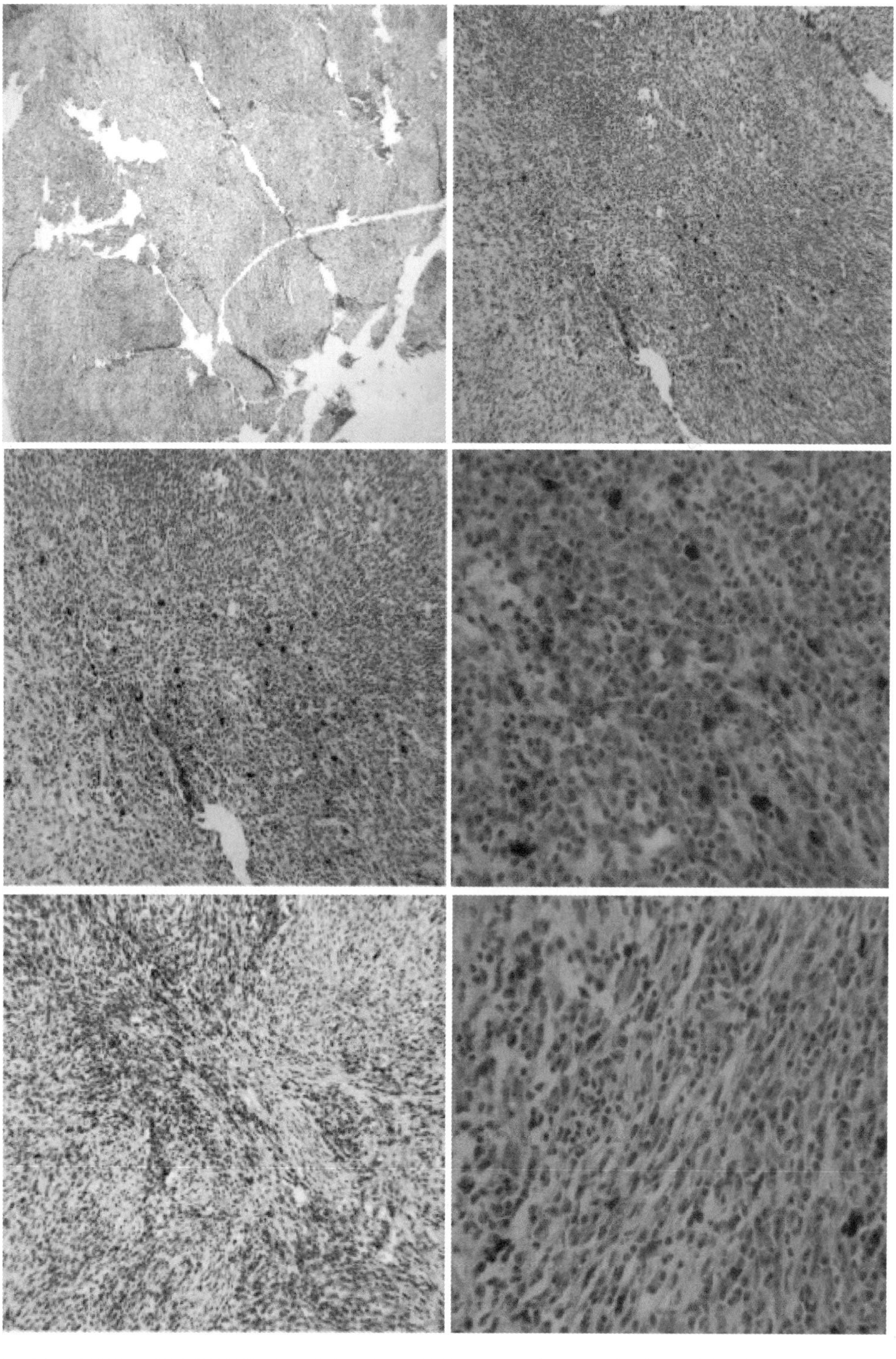

图 **1-3**（见书后彩图）　硬脑膜活检病理结果（**HE** 染色，×**400**）可见大量席纹样纤维组织伴淋巴细胞、浆细胞浸润，以及 **IgG4** 阳性浆细胞和淋巴细胞

【讨论】

硬脑膜强化是神经科一个非常具特异性的影像学改变，引起硬脑膜强化的病因有以下几种：①肿瘤性，如颅内原发肿瘤的直接侵袭或身体远隔部位肿瘤造成的脑膜癌病（meningeal carcinomatosis，MC）；②反应性，如特发性肥厚性硬脑膜炎（idiopathic hypertrophic pachymeningitis，IHP）、继发于耳源性或鼻源性感染的硬脑膜炎等；③陈旧性蛛网膜下腔出血、硬膜下血肿；④低颅压综合征。

脑膜癌病（MC）是肿瘤转移浸润脑膜及蛛网膜下腔的一种恶性疾病。MC 时流入颅骨骨静脉系统的硬脑膜小静脉被肿瘤栓子阻塞，导致硬脑膜内层血管扩张，通透性增加，因此增强扫描时出现硬脑膜强化。国外文献报道大部分 MC 主要表现为硬脑膜 - 蛛网膜广泛强化，小部分为软脑膜 - 蛛网膜下腔强化，一般无混合型强化，约 1/3 的 MC 患者其脑膜无任何强化。国内文献认为软脑膜 - 蛛网膜下腔型或混合型强化更多见。综合已有文献及临床经验推测，MC 的强化类型与肿瘤侵犯三层脑膜的具体途径及程度有关，但并非绝对相关。MRI 增强扫描在显示脑膜病变方面敏感性较高，对 MC 的诊断有重要价值，但特异性不高，因此不能取代脑脊液细胞学检查。

肥厚性硬脑膜炎（hypertrophic pachymeningitis，HP）是一种罕见的疾病，导致硬脑膜增厚。其炎性病变可位于硬脑膜或硬脊膜，或较少情况下同时存在于这两处地方。众多的临床病变均可造成硬脑膜增厚，其特点是硬脑膜弥漫性或局灶性纤维增生，常累及大脑镰、小脑幕、鞍旁和海绵窦。HP 根据病因分为特发性和继发性两大类，后者常继发于颅骨骨折、中耳乳突炎和鼻窦炎。MRI 可见硬脑膜增厚，呈等 T1、长 T2 信号，增强扫描可见硬脑膜强化，T1 像更明显，强化影与纤维组织的增生及炎性反应有关。硬脑膜的结节性强化可能与硬脑膜反复感染或不同部位感染程度具有一定相关性，此现象提示预后不良。HP 的主要 MRI 特征为：①颅底区、小脑幕及大脑镰等多部位硬脑膜受累，呈条带状或斑块状增厚；②肥厚的硬脑膜 T1WI 呈等、略低信号，T2WI 呈明显低信号；③增强后扫描显著强化；④部分患者在邻近的脑实质存在长 T1 长 T2 信号的病灶；⑤同侧鼻窦炎或乳突炎有助于此病的病因诊断；⑥抗生素或激素治疗后复查 MRI 可见病变硬脑膜变薄，范围缩小，强化减轻，邻近脑实质病灶缩小或消失。

事实上，HP 是许多不同疾病的潜在表现，但诊断往往是不确定的，在这种情况下，硬脑膜炎没有已知的病因，被称为“特发性”肥厚性硬脑膜炎（IHP）。在 1869 年，Charcot 和 Joffrey 最先描述了特发性肥厚性硬脑膜炎，而 1949 年 Nahhziger 和 Stern 首次对 IHP 病变进行了报告。自 2001 年以来，一个开创性的观察性描述使人们对 IgG4 相关性疾病（IgG4-related disease，IgG4-RD）有了初步认证，患者血清 IgG4 浓度升高并患有硬化性胰腺炎（即 IgG4 相关的自身免疫性胰腺炎）。在接下来的十年中，其特征性的病理表现不仅在胰腺被证实，还在肺、甲状腺、泪腺、唾液腺、淋巴结、胰外胆管、腹膜后、主动脉被证实。奇怪的是，在 IgG4-RD 中极少报道累及脑或脊髓和中枢神经系统（CNS），除外垂体炎的表现。最近已经证明 IgG4 相关肥厚性硬脑膜炎（IgG4-RHP）是先前诊断为特发性肥厚性硬脑膜炎病例的一部分。到目前为止，IgG4-RHP 已在多个病例和病例系列中被报告。

IgG4 相关肥厚性硬脑膜炎

（一）流行病学

目前尚无确切的有关 IgG4-RHP 发病率的研究报道，至今临床报道的近 40 例 IgG4-RHP 患者的发病年龄介于 32 ～ 82 岁，男女比例几乎接近，2 次关于 IgG4-RHP 的相关文献 meta 分析中均未发现有流行病学趋势。

（二）病因及发病机制

IgG4 相关性疾病（IgG4-RD）是一种免疫介导的纤维炎症性疾病，常累及多个器官，主要好发于胰腺、胆管、唾液腺、泪腺、腹膜后组织以及淋巴结。而 IgG4-RHP 中主要参与 IgG4-RD 致病的结构是硬脑膜。IgG4-RHP 的发病机制并不清楚，有学者认为幼稚 B 细胞参与 $CD4^+$ T 细胞相关的 T 细胞依赖反应与该病的发病有关。有学者认为该病是一种由抗原驱动的炎性病变，最终可导致组织纤维化。而关于 IgG4-RD 的发病机制有多种研究，得出结论分别为以下几种。

1．基因遗传学

迄今为止，尚没有 IgG4-RD 家族性发病的报道，但不排除某些基因在该病发病中的作用。在 2002 年，一项来自日本的对 40 例自身免疫性胰腺炎（autoimmune pancreatitis，AIP）患者和 201 例健康对照组的基因组学分析研究发现，人白细胞抗原（HLA）血清型 DRB1*0405 和 DQB1*0401 表达频率显著升高，该基因增加了疾病的易感性。来自韩国的一项类似数量样本的研究发现，HLA-DRB1*0701 和 DQB1*0202 增加了该疾病的易感性；并且经过平均 40 个月的随访发现，出现疾病复发的 AIP 患者中，70% 的患者 DQB1 第 57 位残基的天冬氨酸被替代为非天冬氨酸，而未复发组占 29.6%，这说明非天冬氨酸 DQB1* 57 的表达与 AIP 的复发密切相关。活化的 T 细胞表面可表达细胞毒性 T 细胞相关抗原 4（CTLA-4），据来自台湾的研究报道显示，在中国患者中 CTLA-4 49A 多态性和 –318C/+49A/CT60G 单倍体与 AIP 相关。FCRL（Fc receptor-like）基因与 Fcγ 受体基因在结构上有高度的同源性，FCRL3 多态性与多种自身免疫性疾病相关，如风湿性关节炎、系统性红斑狼疮等，其多态性可改变与 NF-κB 结合的亲和力，调节 FCRL3 的表达。而 AIP 与 FCRL3 110A/A 基因型相关，并且该易感基因的数目与患者血清 IgG4 的水平呈正相关。目前大部分观点认为 AIP 分为Ⅰ型和Ⅱ型，其中只有Ⅰ型 AIP 属于 IgG4 相关性疾病的疾病谱。上述研究报道中，研究对象均为亚洲人群，样本数量不多，大部分研究对象是 AIP，且没有将 AIP 的患者进行分型，可能存在一定的局限性。

2．感染和分子模拟

幽门螺杆菌的 α- 碳酸酐酶与人类的碳酸酐酶 - Ⅱ存在同型体，其同源片段含有 HLA 分子 DRB1*0405。而上文提到 DRB1*0405 基因是 IgG4 相关性疾病的易感基因。幽门螺杆菌的纤溶酶原结合蛋白（PBP）与胰腺腺泡上皮细胞泛素蛋白连接酶也有同源性；同时，95% 的 AIP 患者血清抗 PBP 抗体阳性。因此，幽门螺杆菌感染人群后会通过分子模拟的方式诱发异常的自身免疫应答，造成炎症和组织损伤，导致 AIP 的发病。故部分学者认为幽门螺杆菌的感染可能参与了 IgG4 相关性疾病的发病。但纤溶酶原结合蛋白不是幽门螺杆菌所特有，因此其他病原微生物是否参与 IgG4 相关性疾病的发病有待进一步研究。

3．自身抗体

不少学者认为 IgG4 相关性疾病是一种自身免疫性疾病，因为发现了一些自身抗体。其中，阳性率较高的是抗纤溶酶原结合蛋白，20 例 AIP 患者中 19 例血清检测为阳性。Okazaki 等采用 ELISA 或间接免疫荧光的方法，在 17 例 AIP 患者中检测抗乳铁蛋白抗体（ALF）和抗碳酸酐酶Ⅱ抗体（ACA-Ⅱ）的阳性率分别为 73% 和 54%，因此提出抗乳铁蛋白抗体和抗碳酸酐酶Ⅱ抗体参与了 IgG4 相关性疾病的发病。并且，患者血清 IgG4 水平的升高与抗碳酸酐酶Ⅱ抗体的水平呈一定比例。乳铁蛋白和碳酸酐酶均位于外分泌器官，因此两种抗原的分布与 IgG4 相关性疾病的系统性损害也有一定关系。另一项研究发现 26 例 AIP 患者中检测到潜在的自身抗体——抗胰分泌性胰蛋白酶抑制剂（PSTI），Western blot 和 ELISA 检测的阳性率分别为 42.3% 和 30.8%，其属于 IgG1 亚型，而不是 IgG4 亚型。IgG4 相关性疾病患者血清免疫复合物蛋白质组学分析检测到一种分子量为 13 100 的自身抗原，该分子的具体特性有待于进一步研究。另外，在 IgG4 相关性泪腺炎和涎腺炎患者血清中检测到抗核抗体 ANA（15.7%）、抗双链 DNA 抗体、类风湿因子（20%），但滴度均不高，不具特异性，并且其滴度与疾病活动性及临床表现不相关。这一特点，与传统的风湿性疾病如系统性红斑狼疮等的临床特点有一定区别。

4．固有免疫

IgG4 相关性疾病是一种免疫调节异常导致的疾病。研究表明，异常的固有免疫应答成为 IgG4 相关性疾病的发病机制基础。病原相关分子模式（pathogen associated molecular pattern，PAMP）为病原微生物所特有的分子结构，是宿主泛特异性识别的分子基础。模式识别受体（pattern-recognition receptor，PRR）主要表达于固有免疫细胞表面，可识别一种或多种 PAMP。Toll 样受体（TLR）和 NOD 样受体（NLR）均属于模式识别受体。TLR 识别结合相应的 PAMP 启动胞内信号转导，通过激活 NF-κB 诱导某些免疫效应分子的表达。NLR 属于胞内型 PRR，与微生物产物结合并激活 NF-κB 而诱发炎症反应和免疫应答。体外实验显示，正常人外周血单个核细胞在胞壁酰二肽（muramyl dipeptide，MDP）刺激下通过 NOD-2 诱导 IgG4 的产生，而不是通过其他 PRR；且 $CD14^+$ 单核细胞是关键，因为去除 $CD14^+$ 单核细胞后在相同刺激下，IgG4 的产生明显减少。而 IgG4 相关性疾病患者外周血单个核细胞在 TLR 和 NLR 配体刺激下均产生大量 IgG4。上述 IgG4 的产生均通过激活 NF-κB，$CD14^+$ 单核细胞产生 B 细胞活化因子（B cell-activating factor of the tumor necrosis factor family，BAFF），刺激 B 细胞产生 IgG4。此外也有研究提出，IgG4 相关性疾病嗜碱粒细胞中活化的 TLR 诱导 B 细胞产生大量的 IgG4，IgG4 的产生与 BAFF 和 IL-13 密切相关。类似的研究报道发现，在 TLR 的诱导下，IgG4 相关性疾病患者外周血单个核细胞产生大量 IgG4 和 IL-10。BAFF 主要参与 B 细胞的活化、成熟和抗体的产生。近几年的研究表明 BAFF 浓度在 IgG4 相关性疾病中升高；随着激素的治疗，患者血清 BAFF 水平、IgG4 水平均显著下降。AIP 患者血清 BAFF 水平与血清 IgG、IgG4 水平相关，且免疫组化检查可见胰腺组织中 BAFF、BAFF + 淋巴细胞、BAFF + 浆细胞浸润。因此提出 BAFF 可作为预测 IgG4 相关性疾病活动度的有效指标。但 BAFF 在该病中的具体发病机制还不清楚，需要进一步研究。由此可见，IgG4 相关性疾病的发病离不开固有免疫应答。

5．适应性免疫

Th 细胞、Treg 细胞和细胞因子：Okazaki 等研究发现，在 AIP 患者中可检测到 Th1/Th2

平衡的细胞免疫应答。AIP 患者 Th2 细胞免疫反应增强。Akitake 等认为 Th2 细胞相关的免疫应答构成 IgG4 相关性疾病发病的免疫学机制基础。调节性 T 细胞 Treg 表型主要为 $CD4^+$、$CD25^+$，可表达 TGF-β。FoxP3 作为一种转录因子，是参与 Treg 细胞分化发育的关键调节分子。IgG4 相关性自身免疫性胰腺胆管炎（autoimmune pancreato-cholangitis，AIPC）患者外周血及受累组织中 Treg 细胞数量增加，Treg 细胞分泌的 IL-10 和 TGF-β 也增多；IL-4/IFN-γ、IL-5/IFN-γ，IL-13/IFN-γ，IL-10/CD4，TGF-β/CD4 比例均升高；FoxP3 表达较高，受累组织中通过免疫组化方法检测到 $CD4^+$ $CD25^+$ FoxP3 Treg 细胞。在 IgG4 相关性硬化性胆管炎（IgG4-related sclerosing cholangitis，IgG4-SC）患者中，FoxP3 细胞的数量与 $IgG4^+$ 细胞的数量相关。同时，研究发现，通过实时定量 PCR（real time PCR）检测 AIPC 患者 CXCR5 和 CXCRL13 mRNA 水平明显高于慢性胰腺炎和原发性硬化性胆管炎患者。对米库利奇病（Mikulicz disease，MD）患者的研究发现，受累唇腺组织中 IL-4、IL-10、FoxP3 mRNA 的表达水平与 $IgG4^+/IgG^+$ mRNA 比例呈正相关。与干燥综合征患者及健康对照组相比，MD 患者外周血单个核细胞表达 IL-4、IL-5、IL-13 增加，IFN-γ 表达降低，且肿大的腮腺组织中 CD40 及 CD40L 表达升高。并且，MD 患者外周血中 IFN-γ/IL-4 比例相对干燥综合征患者升高，IgG4 水平的升高取决于 IFN-γ/IL-4 比值的升高。MD 患者外周血中 Th2 细胞来源的 IL-21 mRNA 水平较干燥综合征患者高，生发中心外的浸润性淋巴细胞中可检测到 IL-21，而干燥综合征无此特点。受累组织中 IL-21 的表达与生发中心的数量及 $IgG4^+/IgG^+$ 细胞的比例相关。因此推断高表达的 IL-21 可参与生发中心的形成和 IgG4 的产生。有关 IgG4 相关性间质性肾炎的研究也认为，Th2 细胞和 Treg 细胞在该病的发病中起到重要作用；受累肾组织提取 RNA，通过实时定量 PCR 发现 IL-4、IL-10、TGF-β 表达较其他间质性肾炎显著升高。因此，IgG4 相关性疾病是 Th2 细胞和 Treg 细胞介导的免疫反应。IL-4、IL-5、IL-13 可促进活化的 B 细胞产生 IgE，促进 IgG 向 IgE 的类别转换，促进嗜酸性粒细胞的生长、活化和分化。IL-10 主要由 Th2 细胞、Treg 细胞产生，可促进 B 细胞产生 IgG4，参与受累组织中 $IgG4^+$ 浆细胞的浸润。Th 细胞表面的 CD40 与 B 细胞表面的 CD40L 结合，向 B 细胞提供共刺激信号，促进 B 细胞产生抗体。有研究发现，TGF-β 是一组调节细胞生长分化的超家族分子，可影响基质和基质细胞的功能，在 IgG4 相关性疾病的发病中主要参与诱导纤维化。TGF-β 主要通过刺激肌成纤维细胞分化，促进 Ⅰ 型胶原及热休克蛋白 17、骨膜蛋白 Periostin 的形成，从而促进组织纤维化。IL-4 和 IL-13 可诱导产生 Periostin，它作为一种细胞外基质蛋白，通过促进胶原的合成和分泌，调节成纤维细胞的增殖，参与组织纤维化的形成。以上研究结果表明 TGF-β 和 Periostin 均参与 IgG4 相关性疾病受累组织的纤维化。总之，IgG4 相关性疾病是 Th2 细胞和 Treg 细胞介导的免疫反应，Th2 细胞和 Treg 细胞及其产生的细胞因子在 IgG4 的产生中发挥重要作用。

B 细胞：利妥昔单抗（即抗 CD20 抗体）治疗难治性 IgG4 相关性疾病有效，说明 B 细胞在 IgG4 相关性疾病的发病中也起关键作用。

肥大细胞：肥大细胞表面可表达 FcεR，IgE 通过其 Fc 段与肥大细胞表面 FcεR1 结合，促发肥大细胞活化并脱颗粒，参与过敏反应。肥大细胞除了促进 B 细胞产生 IgE 外，还可以产生 Th2 细胞相关细胞因子和 Treg 细胞相关细胞因子。据此推测肥大细胞可能参与了 IgG4 相关性疾病的发病。

6．过敏反应

在 IgG4 相关性疾病的发病中，Th2 细胞和 Treg 细胞等分泌的 IL-4、IL-5、IL-13 均可促进 B 细胞产生 IgE。患者受累组织中常有嗜酸性粒细胞浸润，外周血通常可检测到 IgE 水平升高和嗜酸性粒细胞增多。且部分患者追问既往史，常有药物过敏史及哮喘病史。利妥昔单抗可治疗难治性 IgG4 相关性疾病，治疗后患者血清 IgE 水平下降得比 IgG4 快。因此有观点认为 IgG4 相关性疾病是一种慢性过敏反应，但目前未找到特异性的过敏原。

7．IgG4

免疫球蛋白按重链氨基酸的不同分为五种类型：IgA、IgM、IgD、IgE 和 IgG。其中 IgG 在体内含量高，分布广，在血液和组织液中约各占 50%。正常人血清中的 IgG 有四种亚型：IgG1、IgG2、IgG3 和 IgG4。其中 IgG1 含量最高，＞ 50%；IgG4 含量最少，＜ 5%。IgG4 分子有以下特征：① Fab 段交换，这样 IgG4 分子将获得两个不同的 Fab 段，从而具有两个不同的抗原表位，具有双特异性；② IgG4 分子的 Fc 段与其他亚型的 IgG 分子 Fc 段交联，从而阻断 Fc 受体或其他分子的连接；③ IgG4 Fc 段与不同的 Fc 受体或补体蛋白结合，抑制促炎性反应，不能刺激下游信号的产生，激活补体的能力减弱。IgG4 相关性疾病患者外周血通常可检测到异常升高的 IgG4 水平，有学者推测 IgG4 水平过高的原因有以下两种可能：①该抗体作为一种组织破坏性免疫球蛋白参与发病；②该抗体是继发于不明原因的炎症刺激诱导免疫应答而产生的。目前的观点更倾向于后者。因为在 IgG4 阳性浆细胞骨髓瘤患者，病变组织中也有大量的 $IgG4^{+}$ 浆细胞浸润，且血清 IgG4 水平持续升高，但未出现典型的 IgG4 相关性疾病的临床表现。血清 IgG4 水平升高也见于一些肿瘤性疾病（如胰腺癌）。因此，升高的血清 IgG4 不能作为 IgG4 相关性疾病发病的主要病因，也不能作为该病唯一的诊断标准。但 IgG4 是否具有病理作用有待更进一步的研究。

综上所述，IgG4 相关性疾病的病因及发病机制复杂且尚未完全明了，目前对 IgG4 相关性疾病发病机制的研究还多限于 IgG4 相关性胰腺炎、泪腺炎和唾液腺炎，少部分是间质性肾炎等，而 IgG4-RHP 存在血脑屏障等防御系统，其发病机制是否相同尚不明确。但遗传因素、环境因素特别是微生物感染和分子模拟、自身抗体、固有免疫和适应性免疫等，共同参与了发病。了解其发病机制和病理特征将有助于疾病的诊断和治疗，且能为病因学相关的靶向治疗提供依据。

（二）临床表现

事实上，肥厚性硬脑膜炎（HP）是许多不同疾病的潜在表现，包括感染性疾病（如神经梅毒、肺结核、细菌性脑膜炎和真菌性脑膜炎）、炎症性疾病［如肉芽肿性血管炎（即韦格纳肉芽肿病）、巨细胞动脉炎、风湿性关节炎和神经类肉瘤病］和恶性肿瘤（如脑膜癌病、邻近颅骨或脑转移瘤、淋巴瘤和脑脊膜瘤）等疾病。而由于 IgG4-RHP 主要累及硬脑膜，故主要表现为头痛及相应脑膜增厚压迫周围血管及脑神经的症状。目前对 IgG4-RHP 进行 meta 分析后发现，该病常见的症状依次为头痛、脑神经麻痹、视觉障碍（包括复视和视力下降）、无力、肢体麻木、听力下降、痫性发作、认知功能下降。这些临床表现并不能区分 IgG4-RHP 或是其他原因所致的肥厚性硬脑膜炎。

有报道 1 例 50 多岁男性患者，在诊断为 IgG4-RHP 前 5 年首先出现腮腺肿大，活体组织检查（简称活检）后诊断为良性淋巴上皮病，之后 1 年因肝酶异常行肝活检，诊断为原发性硬化性胆管炎，次年又被诊断为胰外分泌功能不全所致 1 型糖尿病，胰腺活检提示为 1 型自身免疫性胰腺炎。之后才出现偏侧痉挛性偏瘫及肌阵挛，同时伴有认知功能下降，最后通过脑组织及脑膜活检 IgG4 染色才明确诊断为 IgG4-RHP。因此，对于肥厚性硬脑膜炎患者，若同时存在或先后伴有胰腺、泪腺、腮腺、唾液腺、甲状腺以及肺等脏器受累的表现，需考虑 IgG4-RHP 诊断。

（三）辅助检查

1．影像学表现

肥厚的硬脑膜在 MRI 常规 T1 加权像上表现为相对低信号，使得病灶难以被发现，多数情况下需要进行 MRI 增强扫描。目前该疾病的影像学表现多为个案报道，绝大部分病例可见硬脑膜线状或结节状异常强化，有时可见硬脊膜或软脑膜异常强化。也有报道称可同时存在脑实质受累，包括额叶近皮质病灶、靠近胼胝体和扣带回。也有病例可被观察到第Ⅶ、Ⅷ对脑神经及蝶窦的异常强化。另有学者发现 IgG4-RHP 可伴有颅骨增生、垂体异常以及脊髓受累。经过有效治疗，上述 MRI 的脑膜强化病灶可以消失或明显改善。但当病变较小时 MRI 平扫特异性不强，易漏诊；故确诊此病，一定要行 MRI 增强检查。此外，临床上要加强对此病的认识，避免遗漏诊断。

已有个例报道称联合 MRI 及 PET-CT 观察 IgG4-RHP 病灶，增厚的硬脑膜部位 PET 摄取明显增强，与 MRI 强化部位一致，经过激素治疗后复查 PET 发现异常摄取信号完全消失，表明 PET 能有效显示硬脑膜病灶，还能反映疾病的活动状态。

2．脑脊液检查

对于目前病理结果确诊的患者进行分析，发现脑脊液检查并无明确的特异性，大多数 IgG4-RHP 患者的脑脊液结果提示白细胞计数在正常范围内，其中分类多以淋巴细胞为主；脑脊液蛋白质含量可正常或者升高，葡萄糖含量处于正常范围。有部分研究提示 IgG4-RHP 患者的脑脊液 IgG4 中位浓度、脑脊液 IgG4 指数均显著升高，认为联合分析相应指标可以将 IgG4-RHP 与其他原因所致肥厚性硬脑膜炎进行区分。同时有研究对 IgG4-RHP 患者进行脑脊液动态检测，发现免疫抑制治疗后脑脊液 IgG 寡克隆区带消失，脑脊液 IgG4 浓度明显下降，因此认为可以通过此方法来监测疾病的活动程度；但均因研究项目中病例个数较少，而存在证据不足的缺憾。

3．血清 IgG4 检测

本病的诊断要点在于血清 IgG4 水平。多个研究证实，IgG4-RD 患者血清 IgG4 水平显著高于正常人群，目前公认以 135 mg/dl 作为提示 IgG4-RD 的临界值。IgG4 水平对于疾病诊断、评价疗效及判断预后，均具有很大价值。一项 meta 分析显示，血清 IgG4 水平对于诊断 IgG4-RD 的敏感性和特异性分别达到 85% 和 93%。血清 IgG4 检测快速、价廉，应该作为筛查 IgG4-RD 的首选检查。由于 IgG4-RHP 患者免疫炎性病变主要累及血脑屏障及脑脊液，因此，IgG4-RHP 患者可以仅表现为脑脊液 IgG4 浓度升高而外周血中的 IgG4 浓度正常，尤其是只累及脑膜而无脑膜外脏器受累的情况；同样，IgG4-RHP 患者血清 IgG4 浓度升高一般提示存在脑膜外病灶。Wallace 等报道了 31 例 IgG4-RHP 患者，其中只有 2 例进行了血清 IgG4 测定，结果均在正常范围；由此提示血清 IgG4 检测可提示存在 IgG4-RD 疾病可能，但并不能确诊此病。

4．病理学及免疫组织化学结果

IgG4-RHP 的特征性病理学特点包括以下 3 方面：广泛致密的淋巴浆细胞浸润、席纹状（车辐状）结构的纤维变性，以及阻塞性血管（静脉）炎。此外，也可见不伴有管腔阻塞的静脉炎或嗜酸性粒细胞增多的病理学表现，但并不具有特异性或敏感性，有时也可见巨噬细胞。如果发现上皮样细胞肉芽肿或以中性粒细胞浸润为主，则不支持诊断。免疫组织化学主要表现为 IgG4 阳性浆细胞数量增多，IgG4 阳性细胞数与总的 IgG 阳性细胞数的比值（$IgG4^+/IgG^+$）> 40%，以及每高倍视野 IgG4 阳性浆细胞数 > 10 个。

5．其他检查

IgG4-RD 患者浆细胞大量增多，且浆细胞的数量与疾病的活动性相关。中国的一项 IgG4-RD 多病例研究提示 B 细胞亚群高活化与血清 IgG4 升高存在正相关性，或与患者疾病活动性存在相关性，由此提示其可作为检测手段及指导治疗使用。急性时相反应，如红细胞沉降率及 C 反应蛋白，通常（但不总是）升高到中等程度。没有特定的抗核抗体，无一例 IgG4-RD 与高滴度的抗 Ro/SSA 干燥综合征抗原或抗 La/SSA 干燥综合征 B 抗原的抗体或抗中性粒细胞胞质抗体存在明确相关性，个案报道中部分 IgG4-RD 患者有低滴度的抗核抗体阳性检测结果，通常提示伴有其他疾病。

（四）诊断及鉴别诊断

2011 年 1 月，日本各学界联合发表了 IgG4-RD 综合分类标准，参与制订标准的专家包括风湿病学家、血液病学家、消化病学家、肾病学家、呼吸病学家、眼科学家、口腔科学家、病理学家、统计学家和基础免疫学家共 122 名。2012 年 5 月国际病理学界（包括来自美国、日本、韩国、英国、德国、意大利、荷兰和加拿大等国家的 35 名临床医生、病理医生、影像科医生和基础研究者）发表了 IgG4-RD 的诊断标准（表 1-2）。从表 1-2 中可见组织学检查结果为诊断金标准。

2015 年多名专家发布的有关 IgG4-RD 诊断与治疗国际共识中提到患者的完整临床病史、体格检查以及针对性的实验室检查和恰当的影像学检查对于患者的精确评估有着重要意义。其中共识对于各个器官受累的病理要求中，IgG4 阳性浆细胞数目并不完全相同，IgG4-RHP 病例确诊则要求 IgG4 阳性浆细胞 > 10 个 / 高倍视野。

表 1-2　IgG4-RD 诊断标准

1．单个或多个器官出现弥漫性 / 局限性肿胀或肿块的临床表现
2．血清 IgG4 浓度 ≥ 135 mg/dl
3．组织病理学检查：①显著的淋巴细胞、浆细胞浸润和纤维化；② IgG4 阳性浆细胞浸润：IgG4 阳性 / IgG 阳性细胞 > 40%，且 IgG4 阳性浆细胞 > 10 个 / 高倍视野
确定诊断：1+2+3；很可能诊断：1+3；可能诊断：1+2

注：①需特别注意与肿瘤、类似疾病的鉴别诊断，包括干燥综合征、原发性硬化性胆管炎、Castleman 病、继发性腹膜后纤维化、肉芽肿性血管炎（韦格纳肉芽肿病）、结节病、Churg-Strauss 综合征等；②若符合器官特异性的 IgG4 相关性疾病分类标准，即使不满足综合分类标准也可诊断

（五）治疗及预后

在 2015 年多名专家发布的国际共识中，针对治疗明确提出多项建议。

1．治疗适应证

（1）无临床和亚临床表现的治疗：无临床表现的淋巴结肿大和轻度下颌下腺肿大可以先观察，但胆道、肾、腹膜后腔、肠系膜等器官受累即使仅有亚临床表现也会导致严重、不可

逆转的后遗症，未经免疫抑制治疗的 AIP 患者基本不可能得到缓解且易诱发并发症。

（2）紧急治疗：部分器官受累后疾病进展迅速，紧急治疗包括使用中到大剂量的糖皮质激素，以及对特殊器官的一些机械性干预方法，如胆道或尿道支架。有激素禁忌证时，可以使用利妥昔单抗。

（3）严重的纤维性病变：目前所有药物对长期、严重的纤维性病变均无效，相比之下外科手术是一种较优选择，眶周纤维性假瘤和硬化性肠系膜炎经手术切除后效果良好。

2．糖皮质激素诱导缓解治疗

糖皮质激素是活动性患者诱导缓解的一线治疗，除非有糖皮质激素治疗的禁忌证。具体治疗剂量及维持剂量需结合患者临床情况进行调整。

3．免疫抑制治疗

虽然激素治疗对大多数患者有效，但在减量期间或者停药后容易复发，且部分患者对激素治疗不耐受。多项关于 IgG4-RD 的回顾性研究发现，尽管将近一半的患者联合免疫抑制治疗，但只有 30% ～ 40% 的患者能够停用激素。多数专家认为当疾病持续活动而不能停用激素时，需辅以免疫抑制剂治疗。在维持治疗期也可以继续使用免疫抑制剂。但部分学者对 AIP 复发患者进行了一项回顾性研究，发现激素联合免疫抑制剂与激素单一治疗相比，两组的未复发率差异无统计学意义。其中，利妥昔单抗是一种 B 细胞耗竭性药物。回顾性研究数据显示，许多传统免疫抑制剂无效的患者对利妥昔单抗（Rituximab，RTX）有效，RTX 治疗的患者在诱导缓解期通常不需要激素治疗。Hart 等报道了一组对激素或传统免疫抑制剂有抵抗或禁忌证的 AIP 患者，经过 RTX 治疗后，83% 患者得到了完全缓解。2015 年完成的一项 RTX 治疗 IgG4-RD 的非盲试验，30 例符合入选条件的患者接受 RTX 后得到理想的治疗效果，将近 90% 的患者只接受 RTX 的单一治疗，且 97% 的患者在治疗 6 个月后起效。近年来有更多病例报道患者接受 RTX 后效果良好。

4．诱导治疗缓解后的维持治疗

在成功诱导治疗后，维持治疗对某些患者有益。维持治疗的最佳治疗时间没有严格要求，个体化治疗至关重要。

（六）展望

由于目前 IgG4-RHP 疾病的病例报道较少，对其激素治疗后的减量或停药速度是否影响复发尚无相关研究，是否需要长期单独使用非激素类免疫抑制剂或联合小剂量激素及免疫抑制剂预防病情的复发或进展也需要进一步深入研究。此外，作为一种前景良好的生物制剂，RTX 已经初步显示对 IgG4-RD 有效，但其对 IgG4-RHP 的治疗作用仍需前瞻性的对照临床试验进一步明确。IgG4-RHP 的确诊需要依靠脑膜活检病理检查，影响了部分临床可疑病例的最终确诊，因此，若能找到血液或脑脊液中的特异性生物学标志物，减少对脑膜活检的依赖，将有助于提高该疾病的临床诊断效率，从而在受累脏器发生纤维化之前及时诊断并给予对症治疗。

（王力群 曾 凯）

延伸阅读

[1] Deshpande V，Zen Y，Chan JK，et al. Consensus statement on the pathology of IgG4-related disease. Mod Pathol，2012，25（9）：1181-1192.

[2] Khosrshahi A，Wallace ZS，Crowe JL，et al. International consensus guidance statement on the management and treatment of IgG4-related disease. Arthritis Rheumatol，2015，67（7）：1688-1699.

[3] Wen-long Xu，Ying-chun Ling，Zhi-kai Wang，et al. Diagnostic performance of serum IgG4 level for IgG4-related disease：a meta-analysis. Sci Rep，2016，6：32035.

[4] Tabata T，Kamisawa T，Takuma K，et al. Serial changes of elevated serum IgG4 levels in IgG4-related systemic disease. Intern Med，2011，50（2）：69-75.

[5] Saeki T，Kawano M，Mizushima I，et al. The clinical course of patients with IgG4-related kidney disease. Kidney Int，2013，84（4）：826-833.

[6] Kawa S，Ota M，Yoshizawa K，et al. HLA DRB10405-DQB10401 haplotype is associated with autoimmune pancreatitis in the Japanese population. Gastroenterology，2002，122（5）：1264-1269.

[7] Frulloni L，Lunardi C，Simone R，et al. Identification of a novel antibody associated with autoimmune pancreatitis. N Engl J Med，2009，361（22）：2135-2142.

[8] Watanabe T，Yamashita K，Fujikawa S，et al. Involvement of activation of Toll-like receptors and nucleotide-binding oligomerization domain-like receptors in enhanced IgG4 responses in autoimmune pancreatitis. Arthritis Rheum，2012，64（3）：914-924.

[9] Akitake R，Watanabe T，Zaima C，et al. Possible involvement of T helper type 2 responses to Toll-like receptor ligands in IgG4-related sclerosing disease. Gut，2010，59（4）：542-545.

[10] 张碧君，章殷希，丁美萍．IgG4 相关性肥厚性硬脑膜炎的研究进展．中华医学杂志，2016，47（96）：3851-3854.

[11] 何志勇，戚晓昆．IgG4 相关肥厚性硬脑膜炎研究进展．中华神经科杂志，2016，5（49）：420-422.

[12] Brito-Zerón P，Ramos-Casals M，Bosch X，et a1. The clinical spectrum of IgG4-related disease. Autoimmun Rev，2014，13（12）：1203-1210.

[13] Catruthers R，Carruthers M，Della-Torre E. IgG4-related disease and other causes of inflammatory meningeal disease. Semin Neurol，2014，34（4）：395-404.

第 2 章　腓骨肌萎缩症

病例 2

【主诉】

患者，男性，53 岁，双下肢无力 16 年，加重伴双下肢麻木 2 年。

【现病史】

患者 16 年前无明确诱因出现双下肢无力，主要表现为不能用足尖或足跟站立，走平路无异常，双上肢如常，无言语不清，无视物不清，无二便障碍，未行系统诊治。2 年前，患者发现双小腿变细，走路不稳，走快时易摔跤，但上楼及蹲下站起不受影响。自觉双下肢远端发凉，双足持续性麻木伴有发作性针刺样疼痛。1 年前患者发现双手掌轻微变薄，但双手精细动作不受影响，无感觉异常。

【既往史及家族史】

15 岁因“发热”住院，当时查体发现双侧足弓高，但行走、跑步均无异常。未给予诊治。患糖尿病 10 年，平时口服二甲双胍 500 mg 3 次 / 日，格列吡嗪 5 mg 3 次 / 日；平时空腹血糖多波动在 10 mmol/L 左右，餐后血糖控制在 15 ～ 18 mmol/L。患高血压 10 余年，平时规律口服硝苯地平控释片 30 mg/d，厄贝沙坦氢氯噻嗪 1 片 / 日。2 个月前因“言语不清”在我院诊断为“脑梗死”，给予口服阿司匹林肠溶片 100 mg/d、阿托伐他汀 20 mg/d 等治疗，未留明显后遗症。患者父母已过世，否认生前有步态异常等现象。一兄一妹均体健，一女儿 10 余岁时发现足弓较高，18 岁左右发现不能用足跟站立及行走。

【神经系统专科查体】

- 精神智能状态：意识清楚，言语流利，查体合作，时间、空间、人物定向力、记忆力、计算力检查大致正常。
- 脑神经
  - Ⅰ：未查。
  - Ⅱ：双眼视力、视野检查大致正常，眼底视盘边界清楚。
  - Ⅲ、Ⅳ、Ⅵ：上眼睑无下垂，双侧瞳孔等大正圆，直径 3 mm，双侧瞳孔直接及间接对光反射灵敏，眼球各向运动充分，未见眼震。
  - Ⅴ：双侧面部针刺觉对称，双侧角膜反射正常引出，下颌反射未引出。
  - Ⅶ：双侧咀嚼对称有力。双侧额纹、面纹对称，闭目及示齿有力。
  - Ⅷ：双侧听力正常，Weber、Rinner 试验居中。
  - Ⅸ、Ⅹ：腭垂（悬雍垂）居中，双侧软腭抬举正常对称，双侧咽反射存在。
  - Ⅺ：双侧转颈、耸肩对称有力。

- ○ Ⅻ：伸舌居中，未见舌肌萎缩、纤颤。
- 运动系统：双手骨间肌、鱼际肌轻度萎缩，右侧明显；双侧腓肠肌轻度萎缩。四肢肌张力正常。双上肢近端肌力 5 级，双手拇指外展、拇指对指肌力 5– 级。双下肢近端肌力 5 级，双足背屈、跖屈肌力 2 级（图 2-1 和图 2-2）。

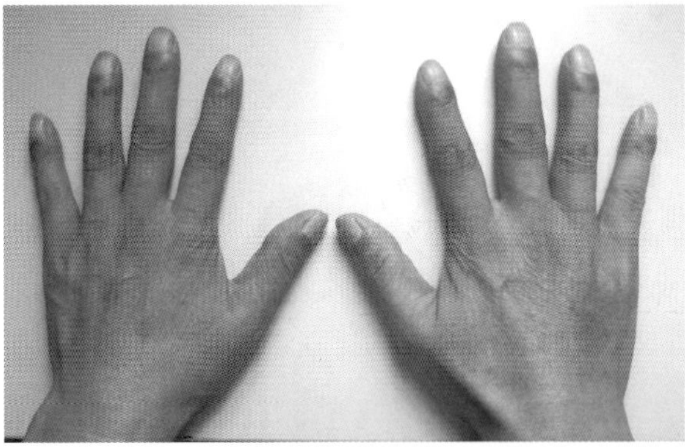

图 2-1　先证者右侧第一骨间背侧肌萎缩明显

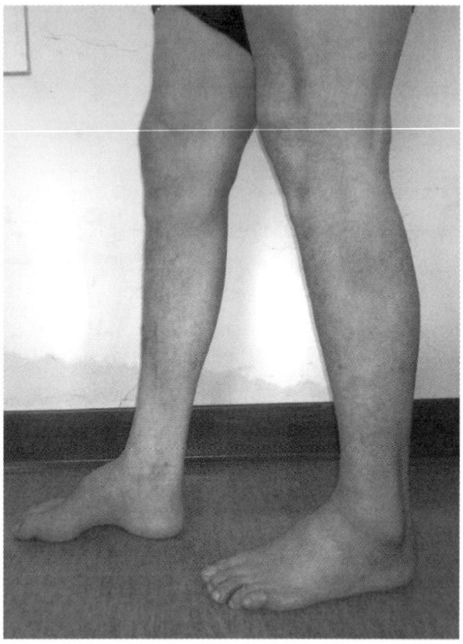

图 2-2　先证者双侧小腿萎缩及高足弓

- 共济运动：双侧指鼻试验和跟膝胫试验稳准，Romberg 征（–）。
- 步态：跨阈步态。
- 反射：双上肢腱反射（++），双膝腱反射、跟腱反射（–），双侧 Babinski 征（–）。
- 感觉系统：双侧髋关节以下音叉振动觉减退，双足背足底针刺觉减退。
- 脑膜刺激征：阴性。

【辅助检查】

1．实验室检查

（1）血常规：白细胞 3.84 × 10^9/L［正常（4 ～ 10）× 10^9/L］，余未见异常。

（2）血肌酸激酶 198 U/L（正常 24 ～ 194 U/L），α- 羟丁酸脱氢酶 145 U/L（正常 72 ～ 182 U/L），乳酸脱氢酶 167 U/L（正常 135 ～ 225 U/L）；空腹血糖 11 mmol/L；肝肾功能、抗链 O、类风湿因子、红细胞沉降率、免疫全套、ANCA 均为阴性。

2．腰穿检查

（1）腰穿压力：140 mmH_2O。

（2）脑脊液常规：细胞总数 10^3/μl，白细胞数 3/μl，脑脊液蛋白 33.1 mg/dl（正常 15.0 ～ 45.0 mg/dl），氯化物 114 mmol/L（正常 118 ～ 132 mmol/L），糖 7.2 mmol/L（正常 2.5 ～ 4.5 mmol/L）；鞘内合成率 3.3（正常 –10.00 ～ 10.00）；脑脊液寡克隆区带阴性。

3．影像学检查

头颅 MRI 检查：双侧基底节区及脑室旁多发性腔隙性梗死。

4．电生理检查

（1）电测听：双耳神经性耳聋（图 2-3）。

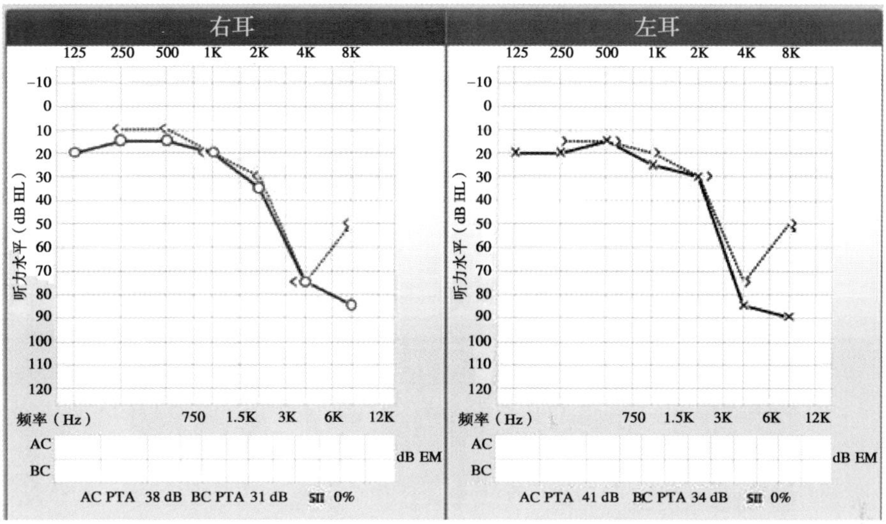

图 2-3　先证者电测听提示双侧高频神经性耳聋

（2）肌电图：周围神经感觉及运动传导提示波幅和速度存在不同程度下降（表 2-1），其中正中神经运动传导速度为 32.2 m/s（图 2-4），正中神经 F 波出现率为 55%，胫神经 F 波未引出。针极肌电图显示左侧背侧第一骨间肌和胫前肌均可见大量自发电位。

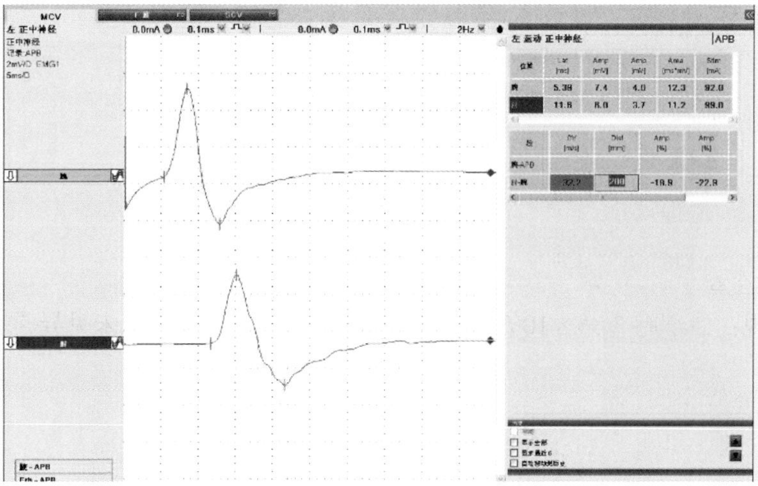

图 2-4　先证者左侧正中神经运动传导速度明显下降

表 2-1　先证者周围神经传导速度

	潜伏期（ms）	波幅	传导速度（m/s）
尺神经感觉	4.20	0.75 μV（96% ↓）	29.8（47% ↓）
尺神经运动	13.4	4.0 mV（71% ↓）	22.5（66% ↓）
正中神经感觉	3.17	0.64 μV（98% ↓）	31.5（42% ↓）
正中神经运动	11.6	6.0 mV（正常低限）	32.2（48% ↓）
胫神经运动	6.89（77% ↑）	0.22 mV（98% ↓）	
胫神经感觉	未见肯定波形		
腓总神经感觉	未见肯定波形		
腓总神经运动	未见肯定波形		

（3）脑干听觉诱发电位：双侧Ⅰ波波形分化较差，重复性尚可，潜伏期正常；双侧Ⅲ、Ⅴ波波形分化尚可，重复性尚可，潜伏期均延长；双侧Ⅲ～Ⅴ波峰间潜伏期约为 2.1 s（< 2.38 s）（图 2-5）。瞬目反射显示双侧 R1、R2、R2’波形分化尚可，重复性尚可，潜伏期延长。

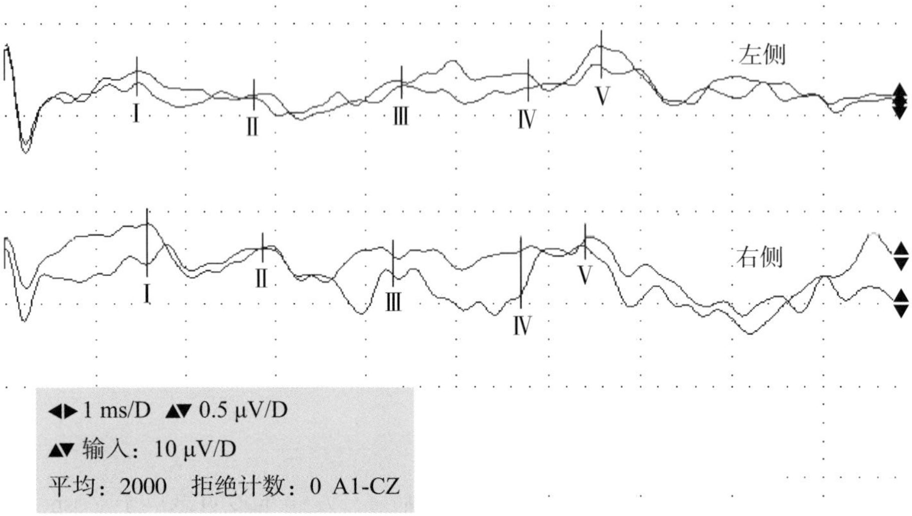

图 2-5　先证者脑干听觉诱发电位提示双侧Ⅰ波分化差，Ⅲ、Ⅴ波潜伏期延长

5．基因检查

经知情同意对先证者、其妹和其女儿进行基因检查。采集各被检者的外周静脉血 5 ml，经 EDTA 抗凝，采用 FlexiGene DNA Kit 试剂盒提取基因组 DNA。选取包含腓骨肌萎缩症（Charcot-Marie-Tooth，CMT）、遗传痉挛性截瘫、脊髓小脑共济失调等疾病相关的 115 个基因，包括 CMT 常见的 *PMP22*、*MPZ* 及 *GJB1* 基因等，采用 Agilent（美国 Agilent 公司）SureDesign 在线设计工具，设计针对目标基因外显子及侧翼序列的靶向捕获探针，定制 18 768 条捕获探针，总大小为 616.328 kbp（北京康旭医学检验所有限公司）。经超声破碎 DNA 片段、文库构建、杂交捕获、捕获文库扩增和纯化等步骤，通过 GAⅡX 测序仪（美国 Illumina 公司）对捕获文库 DNA 样本测序。测序平台产生的原始数据 Fastq 文件经 RTA software（real-time analysis，Illumina）、CASAVA software v1.8.2（Illumina）、BWA、Genome Analysis Toolkit（GATK）生物信息学软件分析，以及 PolyPhen-2.2.2 等软件分析，在 HGMD 数据库进行分析比对，发现存在 *EGR2* 基因异常突变，参照延伸阅读［7］的引物设计及反应条件进行 PCR 验证，PCR 产物在 1.5% 琼脂糖凝胶上电泳，并对 PCR 产物纯化和进行 sanger 测序分析。测序结果显示先证者及其女儿 *EGR2* 基因存在 1141C ＞ T 杂合突变，导致相应 381 位点氨基酸残基由精氨酸（Arg）变为半胱氨酸（Cys），即 Arg381Cys 突变（图 2-6）。先证者妹妹相应位点未见突变。

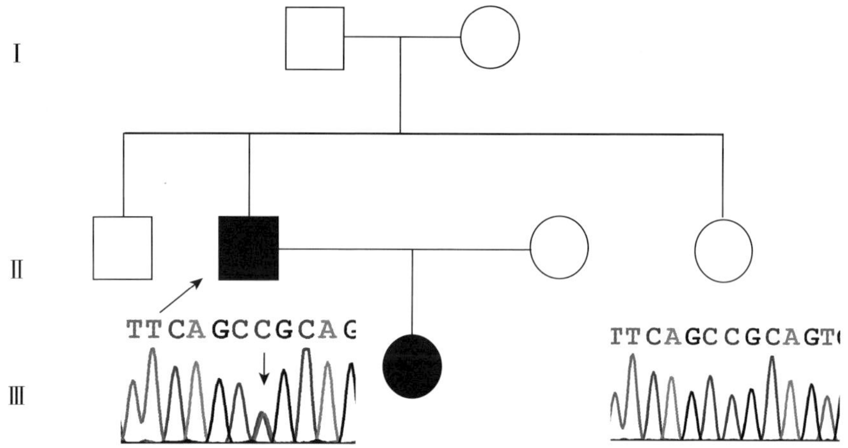

图 2-6　家系系谱图并测序图，先证者及其女儿 *EGR2* 基因均存在 1141C ＞ T（粗箭头所示），先证者妹妹未携带该位点突变

该家系连续 2 代发病，先证者主要表现为缓慢进展的双下肢无力和感觉异常，查体可见四肢远端肌肉萎缩及感觉异常，电生理提示周围神经慢性脱髓鞘性改变，结合 *EGR2* 基因存在 1141C ＞ T 突变，该家系 CMT1D 诊断明确。

【讨论】

本家族的先证者及其女儿均在少年期出现高足弓，不同于 Briani 等报道的以上肢症状为首发，其女儿在 18 岁左右出现双下肢远端轻度无力，发病年龄明显早于 Yoshihara 和 Briani 等的报道，从而表明 Arg381Cys 突变引起 CMT1D 也可以在十几岁发病。先证者 30 多岁出现下肢远端肌肉无力，50 岁左右下肢症状明显，且重于上肢，左右可不对称，与上述报道中的描述一致，进一步证实该位点突变所致 CMT1D 的临床表型温和，病程进展缓慢。

Pareyson 等发现 Arg381His（组氨酸）突变患者出现双侧耳蜗及以上核团听觉传导通路异常，这可能与 *EGR2* 基因突变后所致后脑分化异常有关。与糖尿病患者常见的脑干听觉诱发电位改变不同，该家系先证者双侧Ⅲ～Ⅴ波峰间潜伏期均在正常范围，其听力受损可能位于上橄榄核前听觉传导通路，但其双侧Ⅰ波分化差，提示双侧耳蜗神经外周段异常，这可能与其糖尿病有关。Arg381Cys 突变患者是否会引起听神经以及其他脑神经病变，还有待于对其他患者的检查和长期随访。先证者周围神经传导速度显著降低，符合脱髓鞘性神经改变特点，且下肢损伤更重。

EGR2 基因突变患者腓肠神经活检显示 Arg359Trp（色氨酸）突变的 Dejerine-Sattas 综

合征（DSS）患者有髓纤维和无髓纤维大量缺失，严重脱髓鞘及髓鞘再生，出现大量的洋葱球样改变。在先天性髓鞘发育不良的患者中几乎全部髓鞘缺如。

该家系的临床表型进一步证实了 *EGR2* 基因型与表型的相关性。*EGR2* 基因编码 456 个氨基酸，包含 3 个锌指蛋白区域。其中，第 1 锌指区的大多数突变引起 DSS 或严重的 CMT1 型。如 Arg359Trp 常导致 DSS，患者多在 2 岁内出现张力过低，或伴有运动发育迟缓，神经传导速度显著减慢，多小于 6 ~ 12 m/s。Arg381Cys 位于第 2 锌指结构，患者病程发展缓慢，表现为相对温和的 CMT1D 型，但同一位点 Arg381His 患者则表现为严重的 DSS，提示该位点半胱氨酸残基较组氨酸残基对 DNA 的结合影响更小。Ser（丝氨酸）382Arg/Asp（天冬氨酸）383Tyr（酪氨酸）位点突变则表现为婴儿期发病、运动发育迟滞的严重先天性髓鞘发育不良表型。第 3 锌指区域 Arg 409 Trp 引起 CMT1 型的表型。

EGR2 基因突变引起周围神经病变的机制尚不明确。作为转录因子的 EGR2 不仅调节周围神经髓鞘形成所需的 *PMP22*、*MPZ* 和 *GJB1* 等多种基因，而且在脂类合成中起重要的作用。对 EGR2 同源蛋白 Krox20 进行基因敲除后小鼠显示施万（Schwann）细胞早期分化障碍，MPZ 和髓鞘基础蛋白的减少，导致周围神经髓鞘形成障碍。此外，EGR2 还参与调节胚胎发育过程中后脑的分化和形成，这也可能是造成脑神经病变的原因。

腓骨肌萎缩症

腓骨肌萎缩症（CMT）是一组由不同致病基因引起的临床表型基本相似的遗传性周围神经病，不同人群中 CMT 的发病率略有不同，在 17/10 000 ~ 40/10 000 之间。在近 10 年内有关 CMT 的分型、临床表型、分子遗传学及电生理等方面的研究成果令人瞩目，这些成果既对以往问题做出了一些合理解释，也发现了新的挑战。

（一）命名及分型

该病在 1886 年因由 3 位医师（法国的 Jean-Martin Charcot、Pierre Marie 和英国的 Howard Henry Tooth）共同发现，后用他们的名字命名，并将之归为周围神经病。大多数类型的腓骨肌萎缩症会同时累及运动和感觉神经元，因此 Dyck 和 Iambert 于 1968 年提出新的名称：遗传性运动感觉神经病（hereditary motor and sensory neuropathy，HMSN），以此命名腓骨肌萎缩症，但 HMSN 名称的使用并没有 CMT 广泛。

CMT 的分型是依据患者的遗传模式、临床表现、神经肌肉电生理特征及神经的病理学改变等。

依据电生理和病理学特点，CMT 临床上初步分型为两型：脱髓鞘型和轴突型。脱髓鞘型（CMT1 型）的特点为，神经传导速度减低（正中神经运动传导速度低于 38 m/s），神经活检示显著的髓鞘异常（节段性脱髓鞘，施万细胞增生，呈“洋葱头”样改变）；轴突型（CMT2 型）的特点为，神经传导速度正常或轻度减慢（正中神经运动传导速度大于 38 m/s），神经活检示慢性轴突变性和再生（轴突变性和有髓纤维减少，神经再生簇形成）。中间型 CMT 作为一组正中神经运动传导速度介于 25 ~ 45 m/s，神经病理兼具脱髓鞘和轴突变性特点的 CMT 变异型逐渐被认可。

CMT 的遗传模式有常染色体显性遗传、常染色体隐性遗传及 X 染色体连锁遗传，神经肌肉电生理特征主要包括神经传导速度降低程度、肌肉及感觉神经的动作电位，神经的病理学改变包括神经脱髓鞘及神经元轴突变性。常染色体显性遗传 CMT 依据其神经病理学改变分为 CMT 1 型（脱髓鞘型）和 CMT 2 型（轴突型），常染色体隐性遗传 CMT 被命名为 CMT 4 型，X 染色体连锁遗传的 CMT 被命名为 CMTX 型。近几年研究人员又发现一些中间型常染色体显性遗传 CMT 病例，其神经病理学改变既有神经脱髓鞘，又有神经元轴突变性，因此被命名为中间型常染色体显性遗传 CMT（dominant intermediate CMT，DI-CMT）。每一类 CMT 依据致病基因的不同又分为不同的型。

依据 CMT 的遗传模式和神经病理学改变，可将 CMT 分为 5 类，即 CMT 1、CMT 2、CMT 4、CMTX 和 DI-CMT。依据致病基因位点的不同，CMT 1 又可进一步分为 4 型，即 CMT 1A、CMT 1B、CMT 1C 和 CMT 1D，各型的致病基因位点、致病基因及致病基因表达产物的功能见表 2-2。同样依据致病基因位点的不同，CMT 2 可进一步分为 12 型，即 CMT 2（A ～ L），除 CMT 2C 和 CMT 2G 外，其余各型的 CMT 2 致病基因均已被克隆，其致病基因位点、致病基因及其表达产物的功能见表 2-3。DI-CMT 依据致病基因位点的不同可分为 4 型，即 DI-CMT（A ～ D），除 DI-CMT A 基因未被克隆外，其余 3 型的致病基因均已被克隆，其致病基因位点、致病基因及其表达产物的功能见表 2-4。CMTX 仅有一型，它是由位于 Xq13.1 位点的 *GJBI* 基因突变所致，*GJBI* 基因的表达产物为 connexin 32，一种间隙连接蛋白。CMT 4 为常染色体隐性遗传，依据致病基因位点的不同，可进一步分为 11 型，即 CMT 4A、CMT 4B1、CMT 4B2、CMT 4C、CMT 4D、CMT 4E、CMT 4F、CCFDN、HMNSR、CMT 4H 和 CMT 4J，除 HMNSR 外，其余的 CMT 4 致病基因均已被成功克隆，其致病基因位点、致病基因及其表达产物的功能见表 2-5。CMT 4 的神经病理学改变一般为神经脱髓鞘，但 CMT 4A 患者一般同时存在神经脱髓鞘和轴突变性两种病理改变。

随着研究的深入和不断发现新型的 CMT，其分型越来越复杂。同一致病基因的突变可引起不同类型的 CMT，如 *MPZ* 基因突变可引起 CMT 1B、CMT 2I、CMT 2J 和 DI-CMT D 四型，*GDAPI* 基因突变可引起 CMT 2H、CMT 2K 和 CMT 4A 型，*EGR2* 基因突变可引起 CMT 1D 和 CMT 4E 两型。同样，不同致病基因突变也可引起相同类型的 CMT，如 *MFN2* 基因突变可引起 CMT 2A，在日本发现一个由 *KIFIB* 基因突变引起的 CMT 2A 家系。*MTMR2* 基因和 *SBF2* 基因突变均可导致 CMT 4B，研究人员将 *MTMR2* 基因突变引起的 CMT 4B 称为 CMT 4B1，而把 *SBF2* 基因突变引起的 CMT 4B 称为 CMT 4B2。CMT 的遗传异质性还表现为一些引起 CMT 突变的基因还可引起其他遗传性神经病，如 *PMP22* 基因突变可引起 CMT 1A，同时 *PMP22* 基因突变也是遗传性压力易感性神经病（hereditary neuropathy with liability to pressure palsies，HNPP）的致病基因。

表 2-2　CMT 1 的分型及致病基因

分型	基因定位	致病基因	致病基因表达产物的功能
CMT 1A	17p11.2-p12	*PMP22*	控制髓鞘厚度和稳定性
CMT 1B	1q22	*MPZ*	髓鞘结构蛋白
CMT 1C	16p12.3-p13.1	*LITAF*	泛素介导的溶蛋白路径
CMT 1D	10q21.1	*ECR2*	转录因子

表 2-3　CMT 2 的分型及致病基因

分型	基因定位	致病基因	致病基因表达产物的功能
CMT 2A	1p36.2	*MFN2*	线粒体膜融合
CMT 2B	3q21	*RAB7*	内体运输
CMT 2C	12q23	未知	未知
CMT 2D	7p15	*GARS*	tRNA 加工
CMT 2E	8p21	*NEFL*	神经元细胞骨架
CMT 2F	7q11-q21	*HSPB1*	线粒体分子伴侣
CMT 2G	12q11-q13	未知	未知
CMT 2H	18q13-q21	*GDAP1*	线粒体谷胱甘肽转移酶
CMT 2I	1q22	*MPZ*	髓鞘结构蛋白
CMT 2J	1q22	*MPZ*	髓鞘结构蛋白
CMT 2K	8q13-q21	*GDAP1*	线粒体谷胱甘肽转移酶
CMT 2L	12q24.3	*HSP22*	线粒体分子伴侣

表 2-4　DI-CMT 的分型及致病基因

分型	基因定位	致病基因	致病基因表达产物的功能
DI-CMT A	10q24	未知	未知
DI-CMT B	19p12-p13	*DNM2*	小凹介导的细胞胞吞
DI-CMT C	1p34-p35	*YARS*	GTP 酶
DI-CMT D	1q22	*MPZ*	髓鞘结构蛋白

表 2-5　CMT4 的分型及致病基因

分型	基因定位	致病基因	致病基因表达产物的功能
CMT 4A	8q13-q21	*GDAP1*	线粒体谷胱甘肽转移酶
CMT 4B1	11q22	*MTMR2*	PI 3P 和 PI35P 2 去磷酸化
CMT 4B2	11p15	*SBF2*	磷酸化位点失活
CMT 4C	5q23-q33	*SH3TC2*	未知
CMT4D	8q24	*NDRG1*	髓鞘维护
CMT 4E	12q21.1	*EGR2*	转录因子
CMT 4F	19q	*PRX*	髓鞘维护
CCFDN	18qter	*CTDP1*	转录因子组分
HMNSR	10q23	未知	未知
GMT 4H	12p11-q13	*FGD4*	GDP/GTP 核苷酸交换因子
CMT 4J	6q21	*FIG4*	内体 - 溶酶体轴膜的运输

（二）发病机制

1．形成及维护髓鞘正常结构的基因突变

髓鞘的结构或功能异常是导致脱髓鞘型 CMT 的主要原因。其中主要涉及 4 个髓鞘相关蛋白：外周髓鞘蛋白 22（peripheral myelin protein 22，PMP22）、P0 蛋白（protein zero/myelin protein zero，P0/MPZ）、连接蛋白 32（connexin 32/gap junction beta-l protein，Cx32/GJBl）和 periaxin 蛋白（PRX）。

P0/MPZ 和 PMP22 是髓鞘结构的重要组分，约 50% 的外周髓鞘由其组成。P0/MPZ 的突变会影响髓鞘的形成而导致严重的早发型神经病变，其突变还会影响施万细胞和神经元的相互作用，从而使轴突的功能被破坏或丧失而导致迟发型神经病变。

PMP22 在外周神经的髓鞘形成和髓鞘维护中必不可少，PMP22 的过度表达诱导微管依赖的泛素化的 PMP22 聚集，影响了细胞内的降解过程，包括 PMP22 本身的降解，从而产生异常的蛋白质，PMP22 的错义突变会导致髓鞘缺陷，造成比 PMP22 过表达更严重的表型（Dejerine-Sottas 综合征）。1991 年，Lupski 等首次发现 *PMP22* 基因突变，导致 PMP22 蛋白重复，由此阻碍施万细胞中高尔基体，妨碍施万细胞活动，使得髓鞘不稳定和缺失，影响髓鞘生长、修复。目前报道 *PMP22* 基因有 30 多个点突变可以导致 CMT 1 表型。*PMP22* 点突变较单个 17pl1.2 重复有更重的临床症状。耳聋和压迫性麻痹是该型的特征性症状。曾报道过一个 CMT 1 家系中发现 *PMP22* 基因第 3 外显子 67 位丙氨酸被脯氨酸替换与耳聋相关，另有一塞浦路斯家系报道 22 位丝氨酸被苯丙氨酸替换与压迫性麻痹有关。

连接蛋白 32（Cx32/GJB1）的突变会导致 X 染色体连锁的 CMTX。Cx32/GJBl 形成的缝隙是髓鞘的一种重要通路。这些通道加快了营养物质及带有细胞间通信信号的小分子的运输，Cx32/GJBl 的突变干扰了这一通路，使细胞膜不能形成缝隙连接，失去通道的正常功能，影响神经冲动的传导。

2．蛋白质合成、分选和降解异常

施万细胞和神经元的生存以及功能的发挥需要结构蛋白和信号蛋白生成与降解的平衡。许多涉及蛋白质生成、分选及降解过程的基因突变会导致 CMT 的发生，如肌管蛋白相关蛋白 2（myotubularin-related protein 2，MTMR2）和肌管蛋白相关蛋白 13（MTMR13）、DNM2、RAB7、LITAF/SIMPLE 等。突变蛋白也会错误地使那些维持神经正常功能的蛋白质发生退化，使降解系统不能摧毁那些对神经细胞有毒性的物质，导致脱髓鞘疾病的发生。

3．细胞骨架改变

神经信号的传导要依赖神经元的不断延伸来完成。信号及载于小泡内的蛋白质沿轴突向前或向后传导。细胞骨架的改变会影响小泡的运输，导致 CMT 的发生。神经丝蛋白是一种神经元特异性中间丝蛋白，构成神经元细胞骨架的主要成分，在调控神经元轴突生长、维持神经元轴突结构及物质转运等方面有重要作用，而神经丝轻链（neurofilament light chain，NEFL）是神经丝蛋白中唯一可以自我组装的亚单位，对神经丝蛋白的正确组装起核心作用。2001 年，De Jonghe 等发现了 *NEFL* 基因的致病突变，并证实 *NEFL* 为 CMT 2E 型的致病基因。2004 年，Evgrafov 等发现了小分子热休克蛋白 27（heat shock protein 27，HSP27），又名热休克蛋白 B1（heat shock protein B1，HSPB1），并证实 *HSPB1* 为 CMT 2F 型的致病基因。

4．线粒体功能改变

线粒体的正常运转是保证外周神经功能正常的一个关键因素。MFN2 诱导线粒体的融合，

GDAPI 诱导线粒体的分裂，两者的突变可改变线粒体的生理功能。2004 年 Zuchner 等对 7 个患有 CMT 2A2 的大家系进行研究，检测到 *MFN2* 基因突变，并确立该基因是 CMT 2A2 的致病基因。MFN2 蛋白调节线粒体的融合，使其保持融合 / 裂解动态平衡，从而在代谢过程中维持线粒体的网状结构。2005 年，Kijima 等研究发现，*MFN2* 基因突变多数位于其功能区，改变了 MFN2 蛋白的空间结构，破坏了其调节线粒体动态平衡的功能，引起线粒体网状结构的破坏和能量代谢障碍。轴突不能合成物质，所需的营养物质和结构蛋白需由胞体提供。*MFN2* 基因突变导致的能量代谢障碍限制了轴突营养物质的获得，从而引起轴突变性，临床上表现为 CMT 2A2 表型。

5．神经元的改变

编码核纤层蛋白 A/C（Lamin A/C）的基因突变会造成 AD 遗传的 CMT 2A。核纤层决定核的形状，参与形成核孔复合物，控制物质进出核仁。核纤层会影响 DNA 的复制、基因表达、物质运输、细胞凋亡和细胞内信号通路等多个过程。Sandre-Giovannoli 等对三个近亲结婚患有 AD CMT 2B1 的家系进行研究，检测到 LMNA 外显子 10 有一纯合突变，而杂合突变者无症状，因此推断该基因突变是一隐性突变，突变蛋白的功能缺失效应可能是其主要发病机制。

（三）临床表型

CMT 是最常见的遗传性周围神经病，大部分患者在 10 岁前发病，少数患者在成年发病。病程进展缓慢。CMT 的临床表现具有一些相似之处，如患者四肢远端肌肉萎缩无力，走路呈跨阈步态，出现垂足，部分患者可伴远端感觉减退或缺失、骨骼畸形、腱反射减弱或缺失。肌萎缩首先从患者的足内肌肉开始，然后依次累及小腿肌肉、大腿下 1/3 肌肉及手部肌肉，最后影响前臂肌肉，行走困难是患者的最初表现。四肢近端肌肉萎缩在 CMT 患者中较为少见，仅出现在一些症状较重的患者中。约 66% 的 CMT 患者会出现骨骼畸形，在 CMT1 型患者中骨骼畸形率高达 70% ～ 95%。早期发病的 CMT 患者最常见的骨骼畸形是弓形足伴鼓槌趾。少数患者可先出现扁平足，然后转变为弓形足。腿呈现“鹤腿”或倒立香槟酒瓶状。手部骨骼畸形使患者呈现“鹰爪手”。晚期发病的 CMT 患者往往无足部骨骼畸形。脊椎侧弯在 CMT 患者中较少见。由于导致 CMT 的致病基因编码的蛋白质多为髓鞘结构蛋白、间隙连接蛋白、细胞骨架组成蛋白、酶及转录因子等，这些蛋白质失去功能后首先会影响髓鞘结构，进而导致轴突变性。轴突变性是长度依赖性病变，神经纤维越长，轴突变性越严重。因此，四肢远端神经纤维最先出现变性或脱髓鞘。患者感觉缺失也是首先累及足部，再向小腿延伸，然后累及手部。下肢比上肢易出现触觉、痛觉和振动觉缺失，位置觉较少受损。深部腱反射减弱或缺失在脱髓鞘型 CMT 患者中较常见，腱反射减弱或缺失的模式呈现神经纤维长度依赖性。

除上述 CMT 共同的临床特征外，某些类型 CMT 可出现特有的神经受累症状（表 2-6）。但并不是所有该类型 CMT 患者均有这些特征性症状，因此，这些症状对相关类型 CMT 的诊断仅有一定的参考作用。

表 2-6　不同类型 CMT 的特征性症状

分型	特征性症状
CMT 1D	脑神经受损
CMT X	中枢神经系统受损
CMT 2A	视神经萎缩
CMT 2C	声带麻痹、呼吸受累
CMT 2D	上肢受累严重
CMT 2J	Adie 瞳孔
CMT 4B2	早发性青光眼
CMT 4C	重度脊椎侧弯
CMT 4F	感觉缺失明显
HMNSR	听力丧失
DI-CMT B	神经痛

在同一 CMT 家系中，不同个体出现的临床症状轻重有所不一，有的个体出现典型的 CMT 症状，而有的个体仅有轻微症状，甚至有的携带致病基因的个体无症状。

（四）辅助检查

1．CMT 的神经肌肉电生理特征

电生理研究是对 CMT 诊断和分型的一个重要依据，神经肌肉电生理的主要指标有神经传导速度（nerve conduction velocities，NCV）、复合肌肉动作电位（compound muscle action potential，CMAP）及感觉神经动作电位（sensory nerve action potential，SNAP）。最初研究人员发现 CMT 1 型患者的 NCV 显著降低，上肢运动神经的 NCV 多在 38 m/s 以下。CMT 2 型患者的 NCV 一般仅轻度降低或正常，上肢运动神经的 NCV 多在 38 m/s 以上。DI-CMT 和 CMTX 型患者的 NCV 一般介于 CMT 1 型和 CMT 2 型之间，或部分重叠。但这种 NCV 的划分并不适用于所有 CMT 患者。NCV 除有助于 CMT 分型外，还可评估疾病的进展程度，NCV 降低预示神经脱髓鞘，神经髓鞘功能受损。轴突变性一般会导致 CMAP 和 SNAP 降低，但神经纤维严重脱髓鞘后 CMAP 和 SNAP 也会降低，因此 CMT 2 型患者整个病程中 CMAP 和 SNAP 均降低，而 CMT 1 型患者多在病程后期 CMAP 和 SNAP 才降低。

2．肌活检检查

肌活检属于有创检查，仅在 CMT 临床诊断存在疑问的情况下进行。腓浅神经半薄切片甲苯胺蓝染色出现脱髓鞘、髓鞘再生、施万细胞增生、“洋葱头”样结构，提示 CMT 1 型；出现有髓或无髓纤维的减少、再生簇生，提示 CMT 2 型，通常未见炎性细胞和吞噬细胞。

3．神经超声检查

在 CMT 1 型患者中（如 CMT 1A），可发现周围神经增粗的超声影像学改变。

4．脑脊液检查

脑脊液检查一般正常，少数有蛋白质轻度增高。

5．MRI

文献报道，全身磁共振神经成像（whole-body magnetic resonance neurography，WBMRN）

可以用来观察患者神经根及神经丛的形态变化，并以此来评价患者的病情变化。

（五）诊断

CMT 诊断标准为：①慢性起病，缓慢进展的肢体远端尤其是双下肢远端的肌无力和肌萎缩，典型者呈“鹤腿”样畸形；②肌电图（EMG）提示呈神经源性受损；③神经活检证实为 CMT；④家族史阳性；⑤弓形足或脊柱侧弯；⑥排除其他病因。患者必须具备上述第①②⑥三条，加上第③、④、⑤中任何 1 条；或家族中已有确诊者，再具备①即可入选。

依据家族史及发病年龄等特点，本病的典型病例的诊断并不困难，但对临床表现不典型且无家族史的散发病例则容易误诊，此时 EMG 和神经传导速度（NCV）的检测可作为其有力佐证，是诊断本病重要且易行的可靠方法。该病例主要依靠临床表现、发病年龄以及肌电图确诊。

（六）鉴别诊断

1．远端型肌营养不良

四肢远端逐渐向上发展的肌无力、肌萎缩，肌电图呈肌源性损害，运动神经传导速度（motor nerve conduction velocity，MCV）和感觉神经传导速度（sensory nerve conduction velocity，SCV）正常。

2．远端型脊肌萎缩症

肌萎缩的分布和病程与 CMT 2 型相似，无感觉和自主神经障碍，EMG 可发现多处前角损害证据。

3．遗传性共济失调伴肌萎缩

又称 Roussy-Levy 综合征，儿童期起病，缓慢进展，表现为腓骨肌萎缩、弓形足、脊柱侧弯、四肢腱反射减低，运动神经传导速度（MCV）减慢，有共济失调表现。

4．家族性淀粉样多神经病

临床上难鉴别，需神经活检和基因诊断鉴别。

（七）治疗

目前临床对 CMT 尚无有效治疗手段，对患者主要是采取一些对症和支持疗法，如畸形足可穿矫形鞋，指导 CMT 患者进行康复训练也可改善患者的生活质量。

1．康复支持治疗

已有不同的康复治疗方法用于治疗 CMT。被动的肌肉拉伸运动、维持正常的姿势和平衡对防止肌腱挛缩和维持正常步态有重要作用。轻度至中度的运动锻炼对 CMT 患者安全有效，能明显提高步行能力和下肢肌力，但应尽量避免高强度的训练。鞋托、矫形鞋和辅助设备对防止畸形进展和改善行走能力有帮助。鞋托常用来维持脚的正确位置，从而避免压疮和老茧。踝足矫形器通常用于克服足下垂，减少跌倒以方便行走，但往往因为很不舒服而不能耐受。踝足矫形器定制安装往往更舒适，能减轻弓形足的痛苦，有较好的依从性。

2．外科手术治疗

不同的手术方法已被用于治疗骨骼畸形，特别是足部手术的开展。CMT 足部畸形是一个逐步形成的过程，儿童期和青春期患者为柔性的高弓内翻足畸形，随年龄增长逐渐进展为固定的畸形。备选手术方案包括单独或组合的软组织手术、截骨术、关节融合术。软组织手术包括足底筋膜切开术（减少弓形畸形）、各种类型的肌腱转移（腓骨长肌、腓骨短肌、胫前间隔、胫后间隔等）和跟腱延长术；各型截骨术是在马蹄形高弓内翻畸形很严重或已经固定的情况下采用，多在跟骨、跖骨（特别是第一跖骨）、跖跗和跗骨上施行；距关节、距舟关节及跟骰关节融合的三关节融合术多被用来治疗最严重的足部畸形。上肢肌腱转移术也被用于帮助拇指位置和伸腕功能的恢复。15% ～ 25% 的 CMT 患者存在脊柱侧弯，在畸形非常严重的情况下患者也需要手术矫形治疗。

3．对症治疗

疼痛是 CMT 患者的常见症状，主要与骨关节病、骨骼畸形和姿势异常有关，部分与肌肉疲劳有关，还有一部分为神经痛。治疗包括消炎镇痛药和神经痛止痛药的药物治疗。CMT 患者常出现疲劳，可能与肌力下降、心肺功能受损和阻塞性睡眠呼吸暂停综合征等不同因素有关。兴奋剂莫达非尼已用于治疗 CMT 1A 型患者的疲劳症状，但其推广使用仍需斟酌：CMT 患者应避免服用导致外周神经毒性的药物，尤其是化疗药物如顺铂、奥沙利铂、长春新碱和紫杉醇衍生物。长春新碱应用于未被诊断的 CMT 患者导致其出现类似吉兰 - 巴雷综合征急性神经病变的病例已有报道。

4．药物治疗

（1）孕酮拮抗剂：周围神经系统中孕酮是由施万细胞合成的。孕酮能刺激 PMP22 和 P0 蛋白的表达。而 PMP22 的过度表达是引起 CMT 1A 型患者临床表型的主要原因。Sereda 等研究发现，施万细胞髓磷脂存在孕酮受体，同时发现使用孕酮受体拮抗剂可以减少 PMP22 蛋白的聚集，改善 CMT 患者症状。奥那司酮或其他孕酮拮抗剂进入临床试用前需要注意它们的副作用。长期服用这类药物的 CMT 1A 型患者会出现一些不良反应，如食欲缺乏、恶心、呕吐、头晕、无力、月经紊乱、乳房胀痛等。

（2）维生素 C：施万细胞形成细胞外基质和髓鞘时需要抗氧化剂，例如维生素 C。周围神经形成时，维生素 C 有两个作用：一是细胞外基质形成时合成胶原的必要的协同因子，二是抗氧化作用。Micallef 等在 CMT 1A 转基因小鼠模型中发现维生素 C 可以减少脱髓鞘及促进肌肉功能的恢复，而且已经验证了维生素治疗成年 CMT 1A 型患者是有效的。上述均为大剂量维生素 C 治疗 CMT 提供了一定依据。但维生素 C 促进髓鞘形成的具体作用机制尚不清楚，而且严重的脱髓鞘不是人类 CMT 1A 型的主要病理表现。然而，维生素 C 疗效显著且无毒副作用使其有临床应用的价值。

（3）神经营养因子 -3：轴突损伤是神经系统疾病的共同特征，一般用神经营养因子治疗。神经营养因子 -3（neurotrophin-3，NT-3）由正常的施万细胞合成，促进神经损伤后的再生，与胰岛素样生长因子 -2 和血小板衍生生长因子协同作用，使失去施万细胞后的轴突得以修复。NT-3 注射部位有红肿、疼痛、痒疹、感觉异常，患者有轻度腹泻或便秘，转氨酶轻度升高，其他肝功能指标无明显异常。

（4）姜黄：髓鞘基因突变导致遗传性周围神经病，涉及范围颇广。*MPZ* 和 *PMP22* 基因突变引起内质网蛋白质合成紊乱，导致施万细胞凋亡，最终发展为周围神经病。姜黄补充剂减少内质网的储留和聚集，从而减少了与疾病有关的凋亡，最终使 *MPZ* 突变减少。研究发现姜黄治疗起效的机制可能是：①姜黄减少了 *PMP22* 突变蛋白合成，从而减少了施万细胞凋亡。②姜黄增加了轴突直径和髓鞘厚度。因为姜黄减少了 *PMP22* 突变蛋白合成，缓解了其他髓鞘合成所需蛋白质的降解，减轻了内质网的蓄积作用，增加了施万细胞蛋白质的转运，最终使施万细胞髓鞘形成增加，减少神经微丝密度，增加轴突直径。③姜黄调节髓鞘基因表达的信号转导途径，也可能是姜黄直接作用于介导信号转导的神经元，模拟形成轴突的施万细胞的营养作用。

（5）免疫调节药物：有关 CMT 1A 模型的许多研究发现，髓鞘蛋白突变引起脱髓鞘的一个病理特征是 T 淋巴细胞和巨噬细胞增多。但到目前为止还没有通过调节免疫系统成功治疗的实验性报道。用抗炎的方法治疗 CMT 患者是否有效仍然有争议。

5．基因治疗

目前正在研究 CMT 的基因治疗手段。针对致病基因的突变性质，基因治疗 CMT 的策略主要有两种：基因置换和基因剂量消减。对常染色体隐性遗传的 CMT 来说，理论上用一份正常拷贝的基因置换突变基因即可表达部分量的正常产物，进而恢复神经纤维的功能。对常染色体显性遗传的 CMT 来说，用一份正常拷贝的基因置换突变基因可清除无功能的突变。CMT 1A 是最常见的亚型，是由 *PMP22* 基因拷贝数增加导致的。若能降低 *PMP22* mRNA 和蛋白质的表达水平，可能会显著改善患者症状。转录后基因沉默是基因治疗的常见作用点，小的双链 RNA（double-stranded RNA，dsRNA）、小抑制 RNA（small inhibitory RNA，siRNA）等均可抑制目标 mRNA 的表达，因此，它们可以作为治疗 CMT 1A 的分子药物。此外，核酶和反义 RNA 也有下调 mRNA 表达的潜能，也具有治疗的功效。

虽然，目前已经对 CMT 的临床特点、病理及电生理特征有所了解，同时也做出了大量有关 CMT 的分子学遗传研究，但是目前 CMT 的发病机制暂未明确，也无很好的治疗办法。文献报道，应用 CMT 儿科量表（CMT pediatric scale，CMTPedS），可以将患儿的神经系统功能损伤进行量化评价，从而判断其预后，并根据其动态变化采取相应的治疗及康复措施。随着分子生物学以及分子遗传学的飞速进展，目前已对 CMT 的发病机制及临床特点有了更深入的了解，同时也获取了一些相应的治疗方法。希望通过这些能更好地研究 CMT，更好地认识和治疗 CMT。

（陈　彬　刘庆萍）

延伸阅读

[1] 张如旭，唐北沙 . 腓骨肌萎缩症的分型与分子诊断流程，中华医学遗传学杂，2012，5（29）：553-556.

[2] 徐汪洋，孙莲花，顾鸣敏 . 腓骨肌萎缩症的遗传特征及致病机制的研究进展 . 国际遗传学杂志，2010，2（33）：93-96.

[3] 段晓慧，顾卫红，王国相 . 腓骨肌萎缩症 1 型和 2 型的临床与基因学研究现状 . 中日友好医院学报，2009，2（23）：107-110.

[4] Baets J，Deconinck T，De Vriendt E，et al. Genetic spectrum of hereditary neuropathies with onset in the first year of life. Brain，2011，134：2664-2676.

[5] Siskind CE，Panchal S，Smith CO，et al.A review of genetic counseling for Charcot Marie Tooth disease（CMT）. J Genet Couns，2013，22：422-436.

[6] Song S，Zhang Y，Chen B，et al. Mutation frequency for Charcot-Marie-Tooth disease type 1 in the Chinese population is similar to that in the global ethnic patients. Genet Med，2006，8：532-535.

[7] Yoshihara T，Kanda F，Yamamoto M，et al. A novel missense mutation in the early growth response 2 gene associated with late-onset Charcot-Marie-Tooth disease type 1. J Neurol Sci，2001，184：149-153.

[8] Briani C，Taioli F，Lucchetta M，et al. Adult onset Charcot-Marie-Tooth disease type 1D with an Arg381Cys mutation of EGR2. Muscle Nerve，2010，41：888-889.

[9] Safka Brožková D，Nevšímalová S，Mazanec R，et al. Charcot-Marie-Tooth neuropathy due to a novel EGR2 gene mutation with mild phenotype-usefulness of human mapping chip linkage analysis in a Czech family. Neuromuscul Disord，2012，22：742-746.

[10] Cornett KM，Menezes MP，Shy RR，et al. Natural history of Charcot-Marie-Tooth disease during childhood. Ann Neurol，2017 Aug 10. doi：10.1002/ana. 25009.

[11] Das N，Kandalaft S，Wu X，et al. Cranial nerve involvement in Charcot-Marie-Tooth Disease. J Clin Neurosci，2017，37：59-62.

[12] Chhabra A，Carrino JA，Farahani SJ，et al. Whole-body MR neurography：Prospective feasibility study in polyneuropathy and Charcot-Marie-Tooth disease. J Magn Reson Imaging，2016，44（6）：1513-1521.

第 3 章　抗 NMDA 受体脑炎叠加临床孤立综合征

病例 3

【主诉】

患者，女性，46 岁，发作性精神行为异常 70 天，视力下降 60 天，下肢麻木无力、排尿及排便障碍 30 余天。

【现病史】

发病前 70 天劳累后出现精神异常，表现为幻觉、冲动、自残行为、胡言乱语等，外院诊断“偏执型精神分裂症”，予奥氮平片、氯硝西泮片、阿普唑仑片等治疗 1 个月后停药，家属诉症状未能完全消失，遗留情绪不稳、易怒，未行进一步诊治。60 天前患者无明显诱因出现右眼视力下降，伴搏动性头痛，10 天后右眼视力仅有光感。30 余天前先后出现右下肢及左下肢无力，逐渐加重至无法站立及行走，并逐渐出现双下肢麻木感，由双足逐渐上升至双侧脐平面以下。10 天前双下肢不能感知温度及疼痛刺激。伴双下肢间断痉挛性疼痛，表现为发作性双足趾屈曲疼痛，7 ~ 8 次 / 天，每次 5 ~ 6 min 可自行缓解，伴尿潴留及呃逆、呕吐，1 天后自行缓解。近 2 日出现左手麻木，偶有排便失禁。

【既往史、个人史及家族史】

20 年前曾有精神异常、具体表现不详，半月后自行恢复。自幼双耳听力丧失、交流困难。

【神经系统专科查体】

- 查体：右侧上臂血压 125/85 mmHg，左侧上臂血压 120/80 mmHg。双肺呼吸音清，未闻及干湿性啰音；心律齐，未闻及明显杂音；全腹柔软，无压痛及反跳痛，肝脾肋下未触及；双下肢无水肿。
- 精神智能状态：神清、构音障碍（自幼因听力丧失长期遗留语言欠清晰）。高级大脑皮质功能检查不能完成。
- 脑神经
  - Ⅰ：未查
  - Ⅱ：右眼视力约 1 m 处手动，左眼视力粗测正常。
  - Ⅲ、Ⅳ、Ⅵ：双侧瞳孔不等大，左∶右为 3.5 mm ∶ 3 mm，余查体不能合作。
  - Ⅴ：查体不合作。
  - Ⅶ：双侧额面纹对称。

- ◦ Ⅷ：双耳听力丧失。
- ◦ Ⅸ、Ⅹ、Ⅺ、Ⅻ：查体不合作。
- 运动系统：肌容积正常，双上肢肌力 5 级，双下肢肌力 3 级。
- 共济运动：双上肢稳准，双下肢不能完成。
- 步态：查体不合作。
- 反射：双下肢腱反射活跃，双侧 Babinski 征阳性。
- 感觉系统：双侧深浅感觉、皮质感觉均不能合作。
- 脑膜刺激征：阴性。

【辅助检查】

1．实验室检查

（1）入院前 1 个月查脑脊液（CSF）：常规生化染色均正常，寡克隆区带（OB）（–）。

（2）入院后查脑脊液：白细胞数 13 /ml，淋巴细胞比例为 95%，激活淋巴细胞（+）。抗 N- 甲基天冬氨酸（NMDA）受体（NMDA-R-Ab）（北京协和医院检测）为 1 ∶ 100，阳性；血 NMDA-R-Ab 阴性。脑脊液 OB（+），血 OB（–）。脑脊液和血 CASPR2-Ab、AMPA1-R-Ab、AMPA2-R-Ab、LGI1-Ab、GABAB-R-Ab、AQP4-Ab 及抗 Hu、Yo、Ri 抗体谱均阴性。

（3）血清抗核抗体筛查试验阳性（胞质颗粒型 1 ∶ 320），余自身免疫抗体检查阴性。血清免疫球蛋白 G 30.2 g/L、免疫球蛋白 A 5.04 g/L、类风湿因子 37.8 IU/ml；甲状腺球蛋白抗体 283.11 IU/ml、甲状腺过氧化物酶抗体 106.78 IU/ml、红细胞沉降率 43 mm/h，均升高。余血常规、生化、病毒、肿瘤标志物筛查等相关检查正常。

2．影像学检查

（1）头 MRI：左侧延髓背侧可见小片状稍长 T1 长 T2 信号，余未见异常。

（2）颈 MRI 平扫：C5-6 水平髓内小片状长 T1 长 T2 信号，主要位于右侧前索。

（3）胸 MRI 平扫 + 增强：T1-5、T10-12 水平髓内片状稍长 T1 长 T2 信号，伴斑片状不均匀强化，脊髓局部增粗、肿胀（图 3-1）。

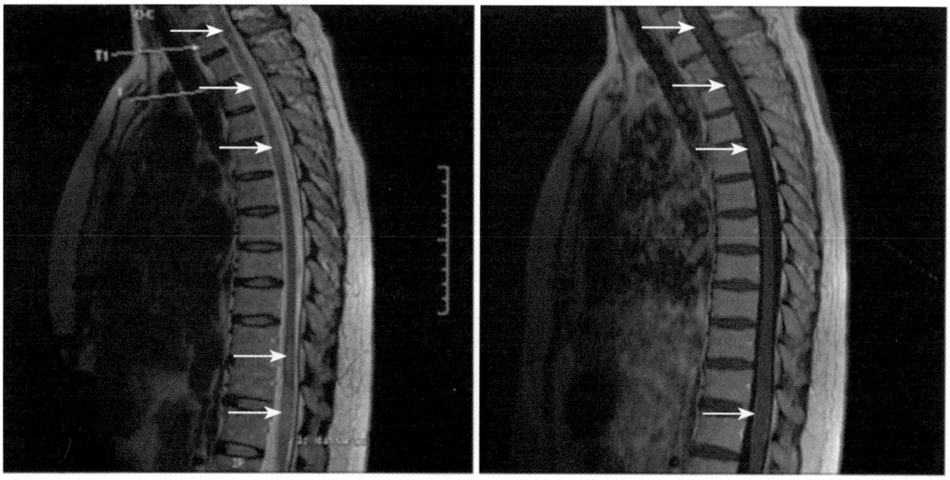

图 3-1　胸 MRI 平扫（T2WI，左图）+ 增强（右图）示 T1-5、T10-12 水平髓内片状稍长 T1 长 T2 信号，伴斑片状不均匀强化，脊髓局部增粗、肿胀。箭头指示病灶位置

（4）妇科超声：子宫多发肌瘤。腹部超声、肺 CT 等未发现其他异常。

（5）甲状腺超声：轻度弥漫性病变。

（6）双下肢静脉超声：右侧小腿肌间静脉血栓形成。

3．眼科检查

（1）视力：右 0.15，左 0.6。

（2）视野：右眼鼻侧下方残留视岛；左眼颞侧上方缺损，左眼视敏度下降。光学相干断层成像（OCT）显示，右眼 RNFL 局部增厚，右眼 GCC 变薄；左眼 RNFL 和 GCC 变薄。

【诊疗经过】

患者入院后下肢无力持续加重，肌无力最严重时下肢肌力 1 级。最重时改良 Rankin 量表（mRS）评分 5 分。综合上述资料，患者被诊断为抗 NMDA 受体脑炎叠加临床孤立综合征（clinically isolated syndrome，CIS），经抗精神病药物、丙种球蛋白［0.4 g/(kg · d)×5］、甲泼尼龙冲击治疗（500 mg/d×5，250 mg/d×3，120 mg/d×3），随后口服泼尼松片并逐渐减量。治疗 10 天后患者精神症状未再发作，右眼视力恢复至 0.3，下肢肌力 3 级，感觉稍好转，排尿、排便障碍亦有改善，治疗 3 周后转至康复医院继续治疗。治疗 2 个月电话随访，患者可辅助性自行行走 20 ～ 30 m，mRS 评分 3 分。

【讨论】

抗 NMDA 受体脑炎是一种相对常见的自身免疫性脑炎，其致病与脑脊液中抗 NMDA 受体 GluN1 亚单位的 IgG 抗体有关。该病主要累及青年人，男女比例约为 4 ∶ 1。患者常表现为行为异常（精神障碍、妄想、幻觉、激越、攻击行为或紧张）伴兴奋和失眠，以及言语障碍、运动障碍、记忆障碍、自主神经功能异常、意识水平下降，还可以出现痫性发作（男性患者在发病早期更易出现）。

临床孤立综合征（CIS）是一次急性或亚急性发作的中枢神经系统脱髓鞘事件，症状持续时间在 24 h 以上，不伴发热、感染及脑病等情况。CIS 可分为单灶型和多灶型（10% ～ 15%）两种，临床症状严重程度通常在 2 ～ 3 周达到高峰。CIS 常被视作多发性硬化的首次发作，有 42% ～ 82% 的 CIS 最终发展为多发性硬化。

自身免疫性脑炎本身可以存在中枢神经系统脱髓鞘病变，也可以重叠中枢神经系统脱髓鞘疾病。脱髓鞘疾病患者常伴有不典型症状，如运动障碍或以精神症状为主要表现；或抗 NMDA 受体脑炎患者伴有不典型症状，如视神经炎，都应该考虑两种疾病共存的可能，而不要简单地将上述情况定义为某种疾病的谱系病。

抗 NMDA 受体脑炎与脱髓鞘事件

NMDA 受体蛋白广泛地分布于中枢神经系统中，是体内细胞信号转导以及细胞能量代谢的重要分子，其功能复杂，结构多样。目前研究表明 NMDA 受体信号通路与缺血 / 再灌注损伤、脑血管疾病、脑出血、脑水肿、脊髓损伤、精神分裂症、血管内皮细胞损伤、蛛网膜下腔出血等密切相关。

Heine 等对抗 NMDA 受体脑炎的影像学特点进行了综述，多个大样本的队列研究显示抗 NMDA 受体脑炎只有 20% ～ 50% 头颅 MRI 有病灶，病灶主要累及额叶、顶叶和颞叶皮质，也有累及扣带回、丘脑、小脑和脑干的报道，个例报道还存在基底节区受累。另外，海马显著萎缩或轻度的脑萎缩也较常见，但脑萎缩为部分或全部可逆性。FDG-PET 扫描可能有助于发现头颅 MRI 阴性的脑部病灶。当患者临床症状不典型，或合并有颅内脱髓鞘病灶或脊髓病灶时需考虑是否诊断为多个疾病的叠加。抗 NMDA 受体脑炎与脱髓鞘疾病合并存在的比例目前尚不清楚。大部分患者头颅 MRI 检查正常或存在轻度、短暂性异常，Titulaer 等研究发现 MRI 上存在广泛或多灶性异常信号者，其中有一半患者存在至少一次不同时间点的脱髓鞘发作，可以通过临床表现加以识别，而另外一半患者脑炎和脱髓鞘事件同时发生，MRI 上同时存在两种疾病的表现。两种疾病临床表现的共存提示两种免疫学机制的共存，在部分合并脱髓鞘事件的抗 NMDA 受体脑炎患者中存在 AQP4 抗体或 MOG 抗体就是证据之一。在 Hacohen 等的一项针对儿童获得性脱髓鞘综合征（childhood-acquired demyelinating syndromes，CADS）的研究中，65 例 15 岁以下首次发作 CADS 的患者采集脑脊液和血清标本进行了针对神经元、星形胶质细胞及神经髓鞘抗原的相关抗体检测，结果显示 15 例患者（23%）至少有 1 个抗体呈阳性。3 例 AQP4-Ab 阳性，其中 2 例确诊为视神经脊髓炎，1 例确诊为视神经炎；7 例 MOG-Ab 阳性，其中急性播散性脑脊髓炎（ADEM）2 例，视神经炎 2 例，横贯性脊髓炎 1 例，临床孤立综合征 2 例；NMDA-R-Ab 阳性 2 例，1 例表现为 ADEM，1 例表现为视神经炎；电压门控钾通道（VGKC）复合体抗体阳性 3 例，分别表现为 ADEM、视神经炎和临床孤立综合征；1 例横贯性脊髓炎患者 GlyR-Ab 阳性。由此可见，在脱髓鞘疾病患者中，神经元细胞膜抗体阳性并不少见，自身免疫性脑炎与脱髓鞘疾病存在叠加的可能。

抗 NMDA 受体脑炎患者在弥散张量成像或静息态功能 MRI 上常可见白质改变，与临床表现和常规 MRI 相比，这提示患者的白质病变可能比我们预料得更多。抗 NMDA 受体抗体和其他免疫反应（AQP4、MOG 或其他未知抗体）对于髓鞘功能的影响尚不清楚，MOG 对于评价脱髓鞘疾病的活动性及预估进展的价值尚未最终明确。值得注意的是，少突胶质细胞也存在 NMDA 受体，相关抗体对少突胶质细胞有何影响也不明确。抗 MOG 抗体在脱髓鞘疾病中的作用尚不清楚，可以在儿童单向性或复发性脱髓鞘疾病中检出，但很少出现在典型的多发性硬化患者中。

近期研究显示白质的少突胶质细胞表达功能性的 NMDA 受体，在原位的小脑和胼胝体部位用少突胶质前体细胞的标志物 NG2、未成熟的少突胶质细胞标志物 04、成熟少突胶质细胞的标志物 MBP 证明了 NMDA 受体的表达。相似的免疫组化结果证实 NMDA 受体在视神经的少突胶质细胞上也有表达，而且在视神经上形成髓鞘的突起处由 NMDA 受体介导的钙内流可以被 NMDA 受体拮抗剂阻断。NMDA 受体亚单位 GluN1、GluN2A-D 和 GluN3A 在少突胶质细胞的各个发育阶段 mRNA 和蛋白质水平都有表达，在脑室周围低密度易感的时期，早产儿的少突胶质细胞上表达 NMDA 受体。它的表达方式与在未成熟的大鼠中观察到的现象是相同的。给予 NMDA 受体非竞争性的拮抗剂可延迟未成年大鼠小脑白质部位少突胶质细胞上 NMDA 受体介导的电流。少突胶质细胞上表达的 NMDA 受体对于镁离子的阻断效果不明显，主要是因为它的亚基组成包含 GluN2C 和 GluN3A，并且在体实验证实 GluNl、GluN2A、GluN2B 三复合体可形成功能性的 NMDA 受体，并呈现出相似的对镁离子阻断的不敏感。GluN3A 和 GluNl mRNA 在少突胶质细胞系上的表达水平，在发育中有明显的下调并且成熟后表达量非常低。GluNl、GluN2C、GluN3 亚单位的表达存在于 P7～14 的大脑白质部位，P7～13 以及成体的视神经部位对于镁离子阻断不敏感的现象存在于 P7～14 大脑白质部位不同发育阶段的少突胶质细胞以及脊髓的少突胶质细胞上。NMDA 受体在成熟少突胶质细胞上的免疫组织化学定位显示在包绕轴突的细胞突起上有高水平表达。在电镜水平上，可以观察到 GluNl 亚单位分布在髓鞘上，即使是在紧密包裹的成熟轴突的髓鞘上也存在。NMDA 受体特异地分布于突起上可能提示在髓鞘形成过程中它参与轴突和少突胶质细胞的相互作用。在以多发性硬化及临床孤立综合征为代表的中枢神经系统炎性脱髓鞘疾病中，髓鞘的脱失与再生这两个病理过程同时存在，在髓鞘再生过程中，首先要有一定数量的少突胶质前体细胞聚集到病灶处，之后这种前体细胞转化为少突胶质细胞，进而开始髓鞘再生过程，而 NMDA 受体的激活可以加速这一细胞聚集 - 转化过程，由此可见 NMDA 受体参与了神经髓鞘的损伤及再生过程。

Outteryck 等人报道了 1 例横贯性脊髓炎合并脑脊液抗 NMDA 受体抗体阳性的患者，在整个临床表现中以脊髓炎症状为主，同时伴有视神经炎症状，其脊髓 MRI 和眼 RNFL 检查与我们的病例相似，在其诊断分析中，作者提出了脊髓炎叠加抗 NMDA 受体脑炎的观点。Titulaer 等人分析研究了 691 例抗 NMDA 受体脑炎的临床表现及影像学特点，约 3.3%（23 例）患者具有显著的脱髓鞘的 MRI 或临床表现。在这 23 例患者中，52% 的抗 NMDA 受体脑炎是先于或者随后于视神经脊髓炎谱系疾病（NMOSD）出现。另外 11 例同时合并有抗 NMDA 受体脑炎和脱髓鞘症状，病灶以幕下或者脊髓多见，其中 7 例为诊断明确的 NMOSD 患者。这些患者的临床症状往往比较复杂，不能单一用脑炎或脱髓鞘疾病解释，因此，作者建议在脱髓鞘疾病患者出现精神异常等脑炎的症状时需考虑是否叠加抗 NMDA 受体脑炎，建议完善相关抗体检查。国外已报道的数例伴有多发性硬化样病灶的抗 NMDA 受体脑炎患者中，极个别以视神经炎、脊髓炎、急性播散性脑脊髓炎起病，但往往伴有头痛、癫痫、精神认知损害等脑炎表现，或在脊髓炎后新发癫痫、行为异常等症状，最后明确诊断为抗 NMDA 受体脑炎，其脊髓或头颅 MRI 可见典型的多发性硬化病灶。部分病例病理结果也表现为脱髓鞘改变，甚至抗 NMDA 受体脑炎可仅表现为视神经炎表现。

（一）临床表现

抗 NMDA 受体脑炎主要累及 45 岁以下的年轻人，女性更易感，但在 12 岁以下及 45 岁以上的患者中并无明显的性别差异。该病合并肿瘤的情况随年龄和性别而存在较大差异，在小于 12 岁的儿童中为 0 ～ 5%，在 18 岁以上的女性中大约为 58%（主要是卵巢畸胎瘤），45 岁以上成人合并肿瘤的比例相对较低，约为 23%，更多见为恶性肿瘤而不是畸胎瘤。症状主要表现为异常行为（精神错乱、妄想、幻觉、激越、攻击行为或紧张症）、易激惹、失眠、言语障碍、运动障碍、记忆缺陷、自主神经功能障碍和意识水平下降。痫性发作可以出现在病程的任何阶段，在男性更易发生在早期阶段。青少年更易表现为异常运动或痫性发作。无论患者的年龄和起病时的症状如何，发病 3 ～ 4 周后大部分患者的症状趋于相似。起病 1 个月后大部分患者都有下述 4 个或 4 个以上症状，包括（从常见到少见的顺序）行为和认知障碍、记忆缺陷、言语障碍、痫性发作、异常运动（口面部、肢体或躯干）、意识丧失或自主神经功能障碍、中枢性低通气、小脑性共济失调或偏瘫。

临床孤立综合征（CIS）用于描述中枢神经系统炎性脱髓鞘病变的首次发作，通常急性或亚急性起病。在临床上，其发作在时间上具有孤立性，即单向病程；在空间上可以为孤立性（单灶性），也可以为播散性（多灶性），病变可以累及视神经、脊髓、脑干、小脑或大脑半球，从而产生相应症状。CIS 大致可以分为以下 3 种情况：①孤立的临床事件，时间和空间均为孤立；②孤立的临床事件，时间孤立，而空间上可以多发；③病变在同一部位反复出现，虽然空间上是孤立的，但时间上可为多次。从受累部位上主要包括：视神经炎、脑干孤立综合征（也称脑干脑炎）以及脊髓孤立综合征［即孤立的横贯性脊髓炎（或急性脊髓炎）］3 种，另外还包括累及大脑半球的脱髓鞘病变或单时相的瘤样炎性脱髓鞘病。在排除其他病因引起类似中枢神经系统（CNS）脱髓鞘疾病的情况之后，对于单时相的、以孤立性 CNS 髓鞘脱失为主的病变，可以考虑为 CIS。由于 CIS 首次发病症状不典型、治疗反应不确定、转归方向不明，临床处置比较困难，一旦复发或发展为多发性硬化等脱髓鞘疾病，将严重致残。因此，能否早期识别、预防或延缓 CIS 向其他严重脱髓鞘疾病的转化，是 CIS 诊治的主要问题。目前，发掘预测 CIS 转归并指导治疗的主要生物学标志物并形成预测评估体系非常必要，将对延缓脱髓鞘疾病进展，减轻个人、家庭和社会负担，减轻中青年残障，恢复患者劳动力和生活能力产生重大影响。

（二）抗 NMDA 受体脑炎的诊断

抗 NMDA 受体脑炎的诊断是依据 2016 年 *Lancet Neurology* 杂志发表的关于自身免疫性脑炎诊断建议。抗 NMDA 受体脑炎的诊断标准如下所述。

1．可能的抗 NMDA 受体脑炎

同时满足以下三项标准时可诊断：

（1）急性起病（少于 3 个月），至少存在以下 6 组主要症状中的 4 组：

①异常（精神）行为或认知障碍。

②言语障碍（强制言语、言语减少、缄默）。

③痫性发作。

④运动障碍疾病，运动障碍，或强直 / 异常姿势。

⑤意识水平下降。

⑥自主神经功能障碍或中枢性低通气。

（2）至少存在以下一项实验室检查结果：

①脑电图异常（局灶性 / 弥漫性慢波或不规则电活动，痫性放电，或极度 δ 刷）。

②脑脊液细胞数增多或寡克隆区带阳性。

（3）合理排除其他疾病。

存在上述 6 组主要症状中的 3 组，同时伴有系统性畸胎瘤也可做出诊断。

2．确定的抗 NMDA 受体脑炎

存在 6 组主要症状的 1 组以上，抗 GluN1 IgG 抗体阳性，合理排除其他疾病。另外，如果患者在数周前有单纯疱疹病毒脑炎病史，有可能出现复发性免疫介导的神经系统症状（单纯疱疹病毒感染后脑炎）。抗体检测应该包括脑脊液。如果仅有血清检查结果，需做确认性实验（除了细胞水平的检测，还应该有活神经元或组织免疫组化研究）。

（三）临床孤立综合征（CIS）的诊断

目前尚无统一的标准，主要依据临床表现、实验室检查及 MRI 表现综合进行诊断。在 60%～70% 的 CIS 患者中发现脑脊液 IgG 合成指数增高，寡克隆区带阳性，且与发展为多发性硬化的高危性相关。一组针对 27 例 CIS 患者的研究显示，只有 27% 的患者出现视觉诱发电位潜伏期延长。常规 MRI 在诊断 CIS 中占有重要的作用，文献报道，50% ～ 80% 的 CIS

患者在常规 T2WI 上有多处白质异常病灶。

（四）治疗

抗 NMDA 受体脑炎的治疗包括免疫治疗、对症支持治疗和康复治疗。合并肿瘤者需行肿瘤切除等相关治疗。

免疫治疗包括一线治疗、二线治疗和长程免疫治疗。一线治疗包括糖皮质激素、丙种球蛋白和血浆置换。二线治疗包括利妥昔单抗和环磷酰胺，主要用于一线免疫治疗效果不佳的患者，其中利妥昔单抗近年来已经有向一线治疗发展的趋势。长程免疫治疗药物包括吗替麦考酚酯和硫唑嘌呤等，主要用于复发病例及一线免疫治疗效果不佳者和肿瘤阴性的抗 NMDA 受体脑炎患者。

Titulaer 等指出 53% 的患者经一线治疗并切除肿瘤后，症状明显改善，亦有学者指出伴有肿瘤者经一线治疗及肿瘤切除后患者临床受益率高，但对无肿瘤患者采用一线治疗后临床获益效果不佳，需采用二线治疗方案。故在使用甲泼尼龙及丙种球蛋白治疗 10 天后若患者症状改善不明显则应采用二线方案进行治疗，成年人可采用环磷酰胺与利妥昔单抗联合治疗，同时该治疗应于患者症状控制且抗体滴度出现下降后停用。此外，鉴于未发现携带肿瘤者治疗后复发率极高，故对此类患者可考虑采用利妥昔单抗治疗，且应于原免疫治疗停止后辅助服用硫唑嘌呤等免疫抑制剂。

抗 NMDA 受体脑炎患者一经发现卵巢畸胎瘤应尽早予以切除。对于未发现肿瘤且年龄 ＜ 12 岁的女性患者，建议病后 4 年内每 6 ～ 12 个月复查一次盆腔超声。如合并有恶性肿瘤，应进行综合抗肿瘤治疗。在抗肿瘤治疗期间需维持免疫治疗。此外，抗 NMDA 受体脑炎患者可能还需要抗癫痫、抗精神病等对症支持治疗。

很多 CIS 患者症状轻，可自发缓解而无须治疗。严重的视力损害、视神经炎所致疼痛以及脊髓和脑干受累所致的显著运动功能障碍、共济失调或眩晕都是需进行药物治疗的指征。静脉高剂量甲波尼龙治疗急性视神经炎可以缩短病程，但不能改善预后。β- 干扰素和醋酸格拉默可以延缓脱髓鞘事件复发，从而延缓 CIS 向多发性硬化的进展。这些药物还可以减少 MRI 新病灶的形成，减缓脑萎缩的发展。β- 干扰素 -1b 相关临床试验表明，早期用药可使 CIS 在三年后的残障程度明显轻于晚期用药者，但是五年以上者两组患者间并无明显差别。

由此可见，抗 NMDA 受体脑炎及 CIS 在急性期治疗方面存在一些共同之处，但在急性期之后的治疗存在差异。这一特点的好处在于能够帮助临床医生和患者争取及时保护患者中枢神经系统功能的治疗机会，在急性期之后，再通过相关临床检查根据患者的具体情况，为患者设计个体化的随诊及预防方案。

本文患者起病前有精神症状，经抗精神病药物治疗后症状完全缓解，相继出现的是以视神经炎和脊髓炎症状及体征为主的临床表现，在此过程中精神症状又完全缓解，在视神经炎及脊髓炎的症状达高峰时再次出现轻度精神烦躁，脑电图轻度异常。依据抗 NMDA 受体脑炎的诊断标准，该患者有精神症状，脑电图异常（发生率约 90%），脑脊液抗 NMDA 受体抗体阳性，符合抗 NMDA 受体脑炎的诊断标准。同时患者在发病过程中表现有视神经炎和脊髓炎的症状，脊髓 MRI 及眼科检查有相应的责任病灶，病灶特点符合脱髓鞘病灶特点，且症状在 1 个月内相继出现，符合 CIS 的诊断，脑脊液寡克隆区带阳性支持 CIS 的诊断。该患者两种疾病的临床症状相继却又交叉出现，脑炎相关临床表现较单一，不伴癫痫、意识障碍等自身免疫性脑炎的其他典型表现，虽然精神症状为 CIS 的非典型症状，但在症状不典型时容易被忽略，在初步诊断 CIS 后，若未能进一步查自身免疫性相关抗体，极易漏诊抗 NMDA 受体脑炎。

NMDA 受体抗体和中枢神经系统脱髓鞘疾病之间的关联已经越来越引起人们的重视，但 NMDA 受体抗体究竟是脱髓鞘疾病的诱发因素还是继发产物，目前还没有定论。NMDA 受体抗体在缺血状态下可以被激活，从而使脑白质成为被攻击的靶点，继而引发局灶性神经功能损伤及脱髓鞘病变，这可能是部分脱髓鞘疾病患者病变反复发作的原因。此外，NMDA 受体亚单位的表达上调，特别是高钙渗透性受体 NR2B 和镁不敏感受体 NR3A，可以提高生长发育期大脑白质受损风险，从而容易导致儿童中枢神经系统的髓鞘病变进展为脑白质病，这可以解释儿科 NMDA 受体 AB 阳性组的白质受累率较高的原因。相关研究观察了白质内 NMDA 受体的作用，证实了其对于视神经髓鞘再生的重要性，这可能解释部分 NMDA 受体阳性的视神经炎患者视力恢复较慢的原因。

抗 NMDA 受体脑炎与 CIS 存在伴发可能，且在脱髓鞘患者中，相当一部分病例的自身免疫性脑炎抗体阳性，其间的病理生理关系尚未明确，且自身免疫性脑炎抗体阳性的脱髓鞘疾病患者其临床转归及远期预后是否有其自身特点、是否需要早期给予免疫抑制剂治疗等问题还需要进一步研究。在此，我们建议对于以脱髓鞘疾病就诊的患者，常规行自身免疫性脑炎相关抗体检测，以期为今后的研究提供帮助。

（王力群　丛衡日）

延伸阅读

[1] Dalmau J，Tuzun E，Wu HY，et al. Paraneoplastic anti-N-methyl-D-aspartate receptor encephalitis associated with ovarian teratoma. Ann Neurol，2007，61（1）：25-36.

[2] Brownlee WJ，Miller DH. Clinically isolated syndromes and the relationship to multiple sclerosis. J Clin Neurosci，2014，21（12）：2065-2071.

[3] Graus F，Titulaer MJ，Balu R，et al. A clinical approach to diagnosis of autoimmune encephalitis. Lancet Neurol，2016，15（4）：391-404.

[4] Thyagarajan D，Chataway T，Li R，et al. Dominantly-inherited adult-onset leukodystrophy with palatal tremor caused by a mutation in the glial fibrillary acidic protein gene. Mov Disord，2004，19（10）：1244-1248.

[5] Titulaer MJ，McCracken L，Gabilondo I，et al. Treatment and prognostic factors for long-term outcome in patients with anti-NMDA receptor encephalitis：an observational cohort study. Lancet Neurol，2013，12（2）：157-165.

[6] Outteryck O，Baille G，Hodel J，et al. Extensive myelitis associated with anti-NMDA receptor antibodies. BMC Neurol，2013，13：211.

[7] Titulaer MJ，Hoftberger R，Iizuka T，et al. Overlapping demyelinating syndromes and anti-N-methyl-D-aspartate receptor encephalitis. Ann Neurol，2014，75（3）：411-428.

[8] Takeda A，Shimada H，Tamura A，et al. A case of anti-N-methyl-d-aspartate receptor encephalitis with multiple sclerosis-like demyelinated lesions. Mult Scler Relat Disord，2014，3（3）：391-397.

[9] Ishikawa N，Tajima G，Hyodo S，et al. Detection of autoantibodies against NMDA-type glutamate receptor in a patient with recurrent optic neuritis and transient cerebral lesions. Neuropediatrics，2007，38（5）：257-260.

[10] Kayser MS, Titulaer MJ, Gresa-Arribas N, et al. Frequency and characteristics of isolated psychiatric episodes in anti-N-methyl-d-aspartate receptor encephalitis. JAMA Neurol, 2013, 70 (9): 1133-1139.

[11] Heine J, Pruss H, Bartsch T, et al. Imaging of autoimmune encephalitis-relevance for clinical practice and hippocampal function. Neuroscience, 2015, 309: 68-83.

[12] Hacohen Y, Absoud M, Woodhall M, et al. Autoantibody biomarkers in childhood-acquired demyelinating syndromes: results from a national surveillance cohort. J Neurol Neurosurg Psychiatry, 2014, 85: 456-461.

[13] Kruer MC, Koch TK, Bourdette DN, et al. NMDA receptor encephalitis mimicking seronegative neuromyelitis optica. Neurology, 2010, 74: 1473-1475.

[14] Fleischmann R, Pruss H, Rosche B, et al. Severe cognitive impairment associated with intrathecal antibodies to the NR1 subunit of the N-methyl-D-aspartate receptor in a patient with multiple sclerosis. JAMA Neurol, 2015, 72: 96-99.

[15] Titulaer MJ, McCracken L, Gabilondo I, et al. Treatment and prognostic factors for long-term outcome in patients with anti-NMDA receptor encephalitis: an observational cohort study. Lancet Neurol, 2013, 12: 157-165.

[16] Shahrizaila N, Yuki N. Bickerstaff brainstem encephalitis and Fisher syndrome: anti-GQ1b antibody syndrome. J Neurol Neurosurg Psychiatry, 2013, 84: 576-583.

[17] Banwell B, Bar-OrA, Arnold DL, et al. Clinical, environmental, and genetic determinants of multiple sclerosis in children with acute demyelination: a prospective national cohort study. Lancet Neurol, 2011, 10: 436-445.

[18] Ratelade J, Bennett JL, Verkman AS. Intravenous neuromyelitis optica autoantibody in mice targets aquaporin-4 in peripheral organs and area postrema. PLoS One, 2011, 6: e27412.

[19] Chang T, Alexopoulos H, Pettingill P, et al. Immunization against GAD induces antibody binding to GAD-independent antigens and brainstem GABAergic neuronal loss. PLoS One, 2013, 8: e72921.

[20] Merwick A, Dalmau J, Delanty N. Insights into antibody associated encephalitis—Bickerstaff's 1950's papers revisited. J Neurol Sci, 2013, 334: 167-168.

[21] Prüss H, Finke C, Höltje M, et al. N-methyl-D-aspartate receptor antibodies in herpes simplex encephalitis. Ann Neurol, 2012, 72: 902-911.

[22] Lennon VA, Wingerchuk DM, Kryzer TJ, et al. A serum autoantibody marker of neuromyelitis optica: distinction from multiple sclerosis. Lancet, 2004, 364: 2106-2112.

[23] Reindl M, Di Pauli F, Rostásy K, et al. The spectrum of MOG autoantibody-associated demyelinating diseases. Nat Rev Neurol, 2013, 9: 455-461.

第 4 章　表现为面肌痉挛的椎基底动脉扩张延长症

病例 4

【主诉】

患者，男性，57 岁，左眼肌及左面部跳动 5 年余。

【现病史】

5 年前患者无明显诱因出现左侧下眼睑肌肉不自主轻微跳动，最长持续 10 min 后可自行缓解，每日发作 10 余次。就诊于当地医院，曾口服“卡马西平”对症治疗，但病情未见明显好转并且缓慢进展，表现为肌肉不自主跳动范围扩大，除左眼睑肌外逐渐出现左面部及口角肌肉痉挛，性质同前。同时，症状每次发作的持续时间较前延长，频率也较前增多。否认伴有左侧面部疼痛、左耳听力下降、耳鸣、头晕等其他症状。患者因病情逐渐加重，为进一步诊治，收入本院神经内科。

【既往史、个人史及家族史】

患者既往高血压病史 16 年，规律服用硝苯地平缓释片、依那普利片等降压药，血压控制不佳，最高血压达 210/120 mmHg；否认糖尿病、冠状动脉粥样硬化性心脏病；吸烟 20 年，每日 40 支，已戒烟 10 年；饮酒 30 年，每日平均饮用 200 g 白酒。否认家族疾病史。

【神经系统专科查体】

- 精神智能状态：意识清楚，神清语利，情感表达正常，查体合作。
- 认知功能评估：患者初中毕业，简易精神状态检查（Mini-Mental State Examination，MMSE）量表评分 28 分，蒙特利尔认知评估量表（Montreal Cognitive Assessment Scale，MoCA）评分为 19 分，提示轻度认知功能障碍。
- 脑神经
  - Ⅰ：正常。
  - Ⅱ：双眼视力、视野检查粗测正常，眼底视盘边界清楚。
  - Ⅲ、Ⅳ、Ⅵ：上眼睑无下垂，双侧瞳孔等大正圆，直径 3 mm，双侧瞳孔直接及间接对光反射灵敏，眼球各向运动充分，未见眼震。
  - Ⅴ：双侧面部针刺觉对称，双侧角膜反射正常引出，下颌反射未引出。
  - Ⅶ：左侧额纹变浅、双侧眼裂等大，左侧鼓腮漏气，左侧鼻唇沟变浅。
  - Ⅷ：双侧听力检查正常。

  - Ⅸ、Ⅹ：腭垂（悬雍垂）居中，双侧软腭抬举正常对称，双侧咽反射存在。
  - Ⅺ：双侧转颈、耸肩对称有力。
  - Ⅻ：伸舌居中，未见舌肌萎缩、纤颤。
- 运动系统：四肢肌肉容积正常，双侧肢体肌张力正常，四肢肌力 5 级。
- 共济运动：双侧指鼻稳准，跟膝胫试验稳准。
- 步态：正常。
- 反射：四肢腱反射对称引出，双侧病理征阴性。
- 感觉系统：双侧深浅感觉、皮质感觉均不能合作。
- 脑膜刺激征：阴性。

【辅助检查】

1．实验室检查

血生化结果提示血糖 4.57 mmol/L，总胆固醇 5.53 mmol/L，三酰甘油 2.03 mmol/L，高密度脂蛋白胆固醇 1.35 mmol/L，胆固醇 4.16 mmol/L。患者体重指数（body mass index，BMI）为 30.86。

2．影像学检查

（1）颅脑磁共振成像（MRI）提示脑干、双侧基底节区、丘脑、侧脑室旁及皮质下可见多发腔隙性脑梗死病灶及微出血病灶；双侧侧脑室旁及深部白质可见白质疏松（图 4-1）；左侧脑干明显受压。磁共振血管成像（magnetic resonance angiography，MRA）则提示椎 - 基底动脉迂曲扩张（图 4-2）。

（2）颈动脉超声（2012-12-03）未提示双侧颈动脉、椎动脉及锁骨下动脉血流异常。

（3）经颅多普勒超声（transcranial Doppler，TCD）未提示颈部及颅内血管异常。

（4）心脏彩超（2012-12-03）提示左心房增大，室间隔增厚，主动脉窦及升主动脉增宽，左心室舒张功能减低。

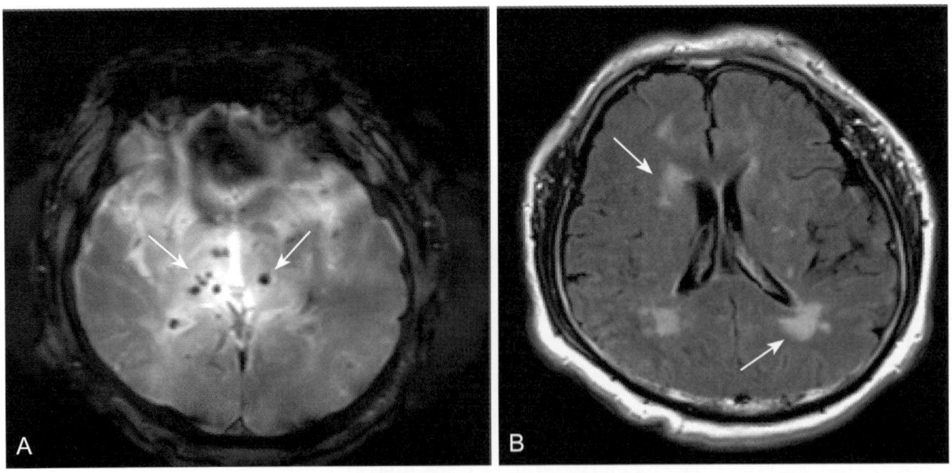

图 4-1　患者颅脑磁共振成像（MRI）上小血管病表现。**A．**轴位梯度回波 T2* 加权成像（GRE-T2*WI）序列，可见丘脑及双侧皮质下微出血病灶（箭头所示）；**B．**轴位液体衰减反转恢复（FLAIR）序列，可见双侧侧脑室旁及皮质下白质疏松病灶（箭头所示），同时可见散在的多发腔隙性脑梗死病灶

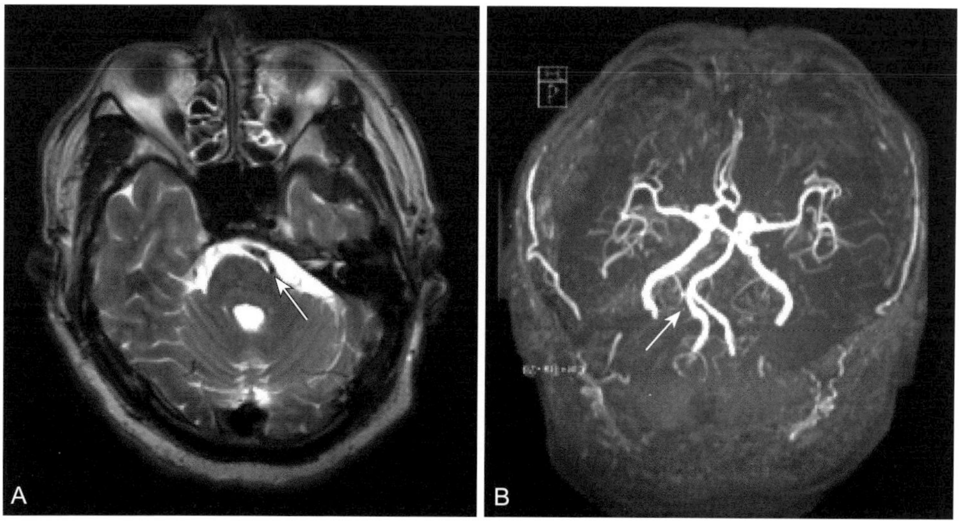

图 4-2　患者椎基底动脉扩张延长症、脑干压迫综合征的脑磁共振成像（MRI）表现。A．轴位 T2 加权成像（T2WI）序列可见基底动脉向左侧骑跨，邻近的脑桥组织受压（箭头所示）；B．磁共振血管成像（MRA）显示，左侧椎基底动脉扩张、迂曲延长（箭头所示）

3．肌电图

（1）面神经直接反应：刺激双侧面神经眼轮匝肌、口轮匝肌，肌肉动作电位波幅及潜伏期未见异常。

（2）瞬目反射：双侧 R1、R2、R2’波形分化尚可，重复性尚可，潜伏期正常。

【诊疗经过】

患者入院后诊断“椎基底动脉扩张延长症；面肌痉挛”，给予拜阿司匹林肠溶片 100 mg 每日 1 次，阿托伐他汀钙片 20 mg 每晚 1 次，口服药物治疗；卡马西平 100 mg 每日 2 次，对症治疗面肌痉挛；给予硝苯地平缓释片等药物降压治疗，口服 B 族维生素营养神经治疗等。给予控制卒中危险因素及相关对症治疗后，患者的血压控制在 150/90 mmHg 左右，但面部肌肉痉挛症状并未见明显改善，故继续给予卡马西平片口服药物治疗。经过约 2 周的治疗后，患者面部肌肉痉挛的程度及频率较前均有所改善，经随访目前患者面肌痉挛症状发作频率及持续时间均较前减少。

【讨论】

引起面肌痉挛的原因很多，大约包括以下几类：①血管性因素，如动脉性、静脉性、血管变异、动脉瘤、动静脉畸形、脑桥梗死以及基底动脉扩张延长综合征等；②占位性病变，如脑桥胶质瘤、表皮样瘤、前庭神经鞘瘤、第四脑室神经节瘤、胆脂瘤以及腮腺肿瘤等；③周围或中枢的面神经损伤；④其他，如多发性硬化、Chiari Ⅰ型畸形、特发颅内高压等。其中最常见的原因是血管性因素，但由于椎基底动脉扩张延长症压迫导致的面肌痉挛则相对少见。

椎基底动脉扩张延长症

（一）概述

基底动脉（basilar artery，BA）是由左右两条椎动脉在脑桥下缘汇合而成，沿脑桥腹侧的基底沟延伸到脑桥上缘，在脚间池或鞍上池发出两条大脑后动脉而终止。BA 的平均长度为 30 mm，宽度为 1.5 ～ 4 mm。虽然对于 BA 的最大直径存有争议，广泛认为如果 BA 在脑桥中部水平直径大于 4.5 mm 即认为存在血管扩张。

椎基底动脉扩张延长症（vertebrobasilar dolichoectasia，VBD）以往又称“巨大延长的基底动脉瘤畸形”“血管曲张样动脉瘤”和“动脉瘤样扩张”等。在 1761 年由意大利的解剖学家 Giovanni Morgagn 首先描述为 VBD：它是一种罕见的、具有临床意义的、主要表现为椎 - 基底动脉迂曲、扩张和延长的疾病。

VBD 在人群中的患病率尚不清楚，一些研究表明该病在人群中的患病率从 0.05% 到 18% 不等。也有研究发现 VBD 在首次发生卒中人群中的患病率约为 2%，在后循环梗死中 VBD 患病率约为 3.7%。而来自日本的一项研究显示，在接受常规磁共振成像（MRI）和磁共振血管成像（MRA）检查的无症状人群中约 1.3% 发现有 VBD。

（二）病因及病生理机制

1．病因

VBD 的病因至今尚不完全清楚，可能与先天性发育和后天获得性因素有关。

（1）先天性因素：VBD 多与血管肌纤维发育异常、动脉内弹力层和（或）平滑肌层缺如或萎缩有关，遗传因素可能起着重要的作用。Garzuly 等人报道了一个患有 Fabry 病的家庭，6 个家族成员均被诊断有 VBD；该病是性连锁显性遗传病，由于异常基因突变导致 α- 半乳糖苷酶 A（GLA）缺乏，引起糖鞘脂代谢障碍而发病。Steen RG 等在一项回顾性病例对照研究中发现在镰状细胞病的患儿中有 37% 合并 VBD，而对照组仅 2%；该病是一种遗传性血红蛋白分子功能紊乱性疾病。Laforet 等认为 Pompe 病可能是扩张性动脉病和脑动脉瘤形成的一个易感因素；该病是由于糖原合成和分解代谢中所需的一系列酶缺乏，引起的一种先天性代谢病。Schievink 等发现在 307 例常染色体隐性遗传多囊肾疾病（ARPKD）患者中 2.3% 合并 VBD，而在 360 例常染色体显性遗传多囊肾疾病（ADPKD）患者中无一例发现有 VBD。还有研究发现 VBD 同先天性结缔组织发育不全综合征（Ehlers-Danlos 综合征）和遗传性结缔组织病（Marfan 综合征）、多发性神经纤维瘤病 1 型等有关。这些罕见的 VBD 个案报道暗示它可能有一定的遗传易感性。其他可以与 VBD 共存的遗传性疾病还有：PHACES 综合征、先天性缺指（趾）- 外胚叶发育不全 - 唇 / 腭裂综合征、弹性假黄瘤、镰状细胞病、获得性免疫缺陷病、Moyamoya 病（烟雾病）、血管周围间隙扩张、海绵状血管瘤、结节性硬化症等。

（2）后天获得性因素

1）动脉粥样硬化：高血压性动脉粥样硬化曾经被认为是 VBD 发展的主要危险因素，因为 VBD 患者一直在老年人中更常见，尤其是男性高血压患者。但也有研究显示，动脉粥样硬化在颅内动脉扩张延长症的病理生理改变中并无临床意义。动脉粥样硬化主要累及血管内膜及内皮，而 VBD 则存在广泛的内弹力层破坏和断裂，这种现象可能继发于血管平滑肌的萎缩和网状纤维变性。另外，尽管动脉粥样硬化和高血压的发病率高，但 VBD 的发病率却很低。这两个原因被认为是动脉粥样硬化不太可能是 VBD 起源的主要证据。

2）感染或免疫异常：有文献报道 VBD 同感染有关。Dalton 等在一例晚期霍奇金淋巴瘤合并水痘带状疱疹病毒感染的患者中，MRI 检查显示椎动脉、双侧颈动脉、大脑中动脉 M1 段以及右侧大脑前动脉 A1 段的延长扩张。其他还有梅毒和 AIDS 合并 VBD 和梭形椎基底动脉瘤等个案报道。2012 年 Toyoshima 报道了一名 68 岁的 VBD 男性患者，其尸检报告显示在椎动脉和基底动脉的血管外膜和中膜层存在明显的 IgG4 浆细胞浸润，从而认为 VBD 可能是一种同 IgG4 相关的免疫性疾病。

2．病生理机制

目前研究认为 VBD 的主要病生理机制同血管的肌纤维结构和功能异常有关。由于结缔组织中的基质金属蛋白酶（MMP）和抗蛋白酶失衡，导致血管的异常重塑和动脉壁的结缔组织异常。血管内皮细胞生长因子和基质金属蛋白酶表达增强导致内弹力层病理性退化，最终动脉壁变薄，形成动脉扩张。基因多态性研究发现 MMP-3 可能发挥了至关重要的作用。此外，颅内动脉扩张常伴有降主动脉和冠状动脉的延伸扩张，或同时合并有基质金属蛋白酶表达明显增加和内弹力层损伤相关的动脉系统病变，如主动脉瘤与脑微血管病变，也进一步表明 VBD 可能是全身血管病变的一部分。还有研究认为 VBD 可能由梭形动脉瘤或动脉夹层发展而来，或者它本身就是一个巨大的动脉夹层。

（三）临床表现

研究发现同前循环的延长扩张症患者相比，大部分的 VBD 患者是无症状的，常被偶然发现，原因可能同后颅窝的血管间有更多的吻合以及后颅窝空间较大有关。临床症状主要包括缺血性卒中、短暂性脑缺血发作（TIA）、脑干及脑神经受压症状、出血性卒中、蛛网膜下腔出血，以及脑积水、高血压等。

1．缺血性脑卒中

缺血性脑卒中是 VBD 最常见的临床症状和死亡原因。在首次发生脑梗死的患者中约 10% 可观察到颅内动脉延长扩张。约 51% 是幕下病变，最常见的部位是在脑干，其次是大脑后动脉区、丘脑、小脑和其他区域。动脉的直径和基底动脉（BA）分叉口的高度同缺血损害的区域有关。梗死发生在 BA 分支供血区，同梗死发生在大脑后动脉（PCA）供血区相比，后者更容易发现严重扭曲和扩张的动脉。临床表现包括急性卒中事件及 TIA 发作。研究认为缺血性脑卒中是由于 VBD 相关的深部小血管潜在变化及穿支动脉闭塞，也称为小血管病变。其中常见类型是多发腔隙性脑梗死，而不是大面积脑梗死，约占所有缺血性卒中的 2/3。Park 等研究调整了年龄、血压、卒中亚型后，发现 VBD 同脑微出血独立相关，从而认为 VBD 可能是脑微出血的危险因素。

脑小血管病（cerebral small vessel disease，CSVD）是指脑内小血管病变导致的疾病。神经影像学表现为脑白质病变、多发腔隙性脑梗死和脑微出血。本文报道的患者其 MRI 提示多发腔隙性脑梗死及微出血病灶，同时可见白质疏松等 CSVD 的典型影像学表现，CSVD 可解释患者的轻度认知功能障碍症状。这提示 VBD 及 CSVD 之间可能存在一定的相关性。

VBD 引起缺血性卒中的发生，可能与以下几种机制有关：①扩张延长的血管顺应性下降，平均血流速度降低，增加了血栓形成的风险，使穿支动脉和远端血管的管腔发生血栓栓塞的风险增加。在经颅多普勒中发现顺行和逆行的双向血流，高分辨率磁共振成像或 CT 血管造影可见到血栓影，为该种假设提供了有力证据。② VBD 的延长和扩张导致动脉分支开口的扭曲，前向血流减少，相应流域内灌注不足，从而导致脑桥区域基底动脉穿通支缺血性梗死。③ VBD 系统的血流动力学改变导致血管内皮损伤，可继发性引起动脉粥样硬化性斑块形成，堵塞穿支血管。研究发现 VBD 患者椎基底动脉系统内的血流较正常健康人缓慢，当人体的供血调节机制处于可调节的范围时人体可不产生症状，然而随着年龄的增长及心脑血管疾病、退行性疾病的发生，人体会出现代偿能力的下降，就会引起不同程度的脑缺血症状。现在认为，VBD 出现动脉粥样硬化性病变是动脉的形态和血流动力学改变共同作用的结果。

2．出血性脑血管病

以前人们认为 VBD 很少会发生出血，因为沿着扩张、延长且扭曲的动脉形成的血栓，可以起到强化动脉壁的作用，有助于降低出血的风险。然而 Passero 等研究发现颅内出血在 VBD 中并不少见。他们对 156 名 VBD 患者进行了长达 9.35 年的随访，其中 28 名患者（18%）经历了一次或多次的颅内出血，7 名患者死亡，6 例死于蛛网膜下腔出血（19%）。脑干、丘脑和其他部位也可发生出血，但绝大多数发生在后循环供血区，尤其在扩张动脉发出小血管的分支流域内，蛛网膜下腔出血则通常集中在基底池。

文献报道，VBD 可能诱发动脉瘤形成，或诱发已有动脉瘤破裂出血。出血的风险不仅同基底动脉扩张、延长的程度有关，而且同动脉扩张的速度有关。薄的动脉管壁和快速膨胀是 VBD 出血及恶化的两个主要标志。病变血管的中膜变薄、平滑肌纤维萎缩和内弹力纤维层的广泛损害可能是这些患者发生颅内出血的主要病理生理基础。除了 VBD 导致的血管床损伤，高血压性动脉粥样硬化变性进一步加重了小动脉壁损伤。同时抗血小板药物及抗凝药物的应用也增加了发生出血的风险。

3．脑干及脑神经受压症状

由于椎基底动脉的解剖关系，血管同舌下神经、舌咽神经、迷走神经、副神经、面神经、前庭蜗神经、展神经、三叉神经、滑车神经、动眼神经在颅骨和硬脑膜入口处及脑干等部位存在密切的解剖关系，以至于椎基底动脉的直径或在走行过程中发生的任何变化均可能导致脑神经压迫事件。

典型的压迫症状一般都发生在脑干的腹外侧面。虽然同 VBD 相关的所有脑神经受累事件均有过报道，但最常见的受累脑神经根是第五、第七和第八对脑神经。最常见的临床症状是三叉神经痛和面肌痉挛。原因与扩张延长的动脉搏动性压迫三叉神经及面神经根部有关。据统计面肌痉挛的发病率为 9.8/100 000，平均发病年龄为 44 岁。VBD 引起的面肌痉挛多为位置异常的椎基底动脉间接压迫所致，而直接压迫引起的面肌痉挛仅占 0.5%。异常的椎基底动脉若压迫三叉神经根部则可能导致三叉神经痛（trigeminal neuralgia，TN），表现为面部三叉神经分布区内短暂的、反复发作的阵发性剧痛。研究显示在 458 例原发性 TN 患者中，多数为常规责任血管或椎基底动脉间接压迫所致，由椎基底动脉直接压迫导致的 TN 病例仅有 11 例（2.4%）。目前，显微血管减压术（microvascular decompression，MVD）是唯一针对 TN 的病因进行治疗的方法，对伴有原发性高血压的部分患者同时还能解除血管对脑干的压迫，达到根治高血压的目的。部分患者因术中减压不充分或未找到责任血管，可给予三叉神经感觉根部分切断，从而提高手术的有效率。对于 VBD 相关的舌咽神经痛（glossopharyngeal neuralgia，GPN），临床研究较少，其主要表现为局限于舌咽神经或迷走神经的耳咽支分布区的发作性剧烈疼痛。目前 GPN 多为个案报道，Hasegawa 报道了 1 例右侧椎动脉压迫引起 GPN 的患者，并通过球囊闭塞试验证明责任血管为右侧扩张、迂曲的椎动脉。根据 GPN 的发病机制，目前被认可且最为有效的治疗方式也是 MVD，对于没有发现责任血管的病例，可行单独舌咽神经切断术或者联合迷走神经分支切断术。其他症状包括眼球震颤、耳鸣和听力丧失，这是因为前庭蜗神经或神经根入口处受压。视神经受压导致视力丧失和同向性偏盲，复视和 Horner 综合征与展神经、滑车神经受压或动眼神经受压相关。延髓外侧区包括皮质脊髓束，如果受压或受损，可引起对侧或同侧的表现。此外，锥体束征、眩晕症状、声音嘶哑、吞咽困难、不平衡、耳鸣是由于压迫脑干下部或疑核所致。

由于疾病逐渐进展的特征，脑干受压症状表现比较隐匿，且进展缓慢。但某些小神经损伤可在早期被检测到，具有很重要的临床意义。Passero 等发现最常见的亚临床表现是眨眼反射延迟和肢体诱发电位的改变，因此建议当影像检查不可行时，监测脑干听觉诱发电位和运动诱发电位有助于 VBD 的随访，并及时进行手术干预。

本例患者左眼肌及左面部跳动 5 年余，症状有逐渐加重的趋势。临床表现为面肌痉挛，神经系统查体提示左侧周围性面神经麻痹。MRA 显示基底动脉向左侧骑跨。磁共振 T2 加权像提示左侧脑干受压移向对侧，左侧脑桥延髓沟处明显受压，而此处在解剖上正是面神经根出脑桥的区域。由此推测，患者因为扩张迂曲的椎基底动脉突入脑桥小脑区压迫面神经根部和脑干，而脑干的异常旋转又可能造成面神经扭曲或偏移发生慢性牵拉损伤，最终出现相应的肌肉痉挛。

4．梗阻性脑积水

梗阻性脑积水是一种罕见的 VBD 并发症，主要是由于第三脑室或中脑导水管直接或间接受压导致脑脊液循环受阻引起。影像上又可分为梗阻可见的脑积水和梗阻不可见的脑积水。前者是由于直接的机械压迫所致，在影像上能看到明显的梗阻，相对罕见。而梗阻不可见的脑积水发病机制可能是由于扩张动脉的血流搏动通过第三脑室壁传导，阻碍脑脊液循环，促使脑脊液向反方向运送，形成所谓的“水锤效应”，一般表现为正常压力性脑积水。

5．其他症状

Gizewski 等曾报告了一例顽固性高血压的 VBD 患者：一名有 14 年高血压病史的 33 岁女性，多种抗高血压治疗方案失败，甚至在持续泵入乌拉地尔及硝酸盐类药物的情况下，血压仍保持在 250/150 mmHg 水平。CT 发现左侧椎动脉和基底动脉明显扩张延长，导致左侧延髓腹外侧严重受压，在手术解除压迫后高血压显著改善。El-Ghandour 等研究也发现在使用显微血管减压术成功治疗由于椎基底动脉扩张引起的三叉神经痛时，患者的顽固性耐药性高血压症状同时得到缓解。Ikeda 等在一项大型临床对照研究中发现，左侧延髓腹外侧区受压的 VBD 患者较右侧延髓腹外侧区受压患者，和没有延髓腹外侧区受压的患者相比，高血压发生率分别是 57%、9% 和 5%，提示 VBD 合并神经源性高血压者并不少见。推测可能是因为左侧延髓腹外侧区是交感神经和心血管事件活动的中心。在受压时，肾上腺素神经元被激活，从而导致神经源性高血压。另一个假设是，VBD 压缩左侧迷走神经根，导致心室和心房的传入神经纤维功能受阻，引起神经源性高血压，而高血压进一步加速了 VBD 的发展。这些证据均表明 VBD 可能引起神经源性高血压。

VBD 引起头痛症状是十分罕见的。Staikov 等曾报道过一个 VBD 诱发劳累型头痛的案例。该患者在给予普萘洛尔治疗后，恢复了正常的运动，头痛消失了。推测原因可能是运动导致其血压升高，从而拉伸了已经扩张的动脉，导致血管周围的疼痛纤维被牵拉引起头痛发作。普萘洛尔通过对心肌的负性肌力和负性传导作用，降低了血压和血压的波动，达到了治疗效果。

（四）影像学诊断

目前对于 VBD 尚无统一的诊断标准，其诊断主要依据影像学手段。研究发现多种影像学检查可用于 VBD 的诊断。平扫 CT 已被证明可识别约 50% 的基底动脉延长扩张。而 CT 血管造影（CTA）是一种更敏感的选择，可以提供更明确的血管形态。

VBD 的第一个影像学诊断是由 Smoker 及其同事基于 CT 血管造影来制订的。主要是根据基底动脉（BA）的形态制订了三个定量标准：偏离中线的距离和基底动脉分叉的高度用来衡量扭曲和延长的程度，BA 直径衡量扩张的程度。即当基底动脉分叉高于鞍上池水平或位于旁正中线之外，且基底动脉直径≥ 4.5 mm，即可定义为 VBD。根据 BA 在轴向图像上的高度和偏移程度又分为 0 ～ 3 级（表 4-1）。

表 4-1 VBD 分级标准

分级	延长（高度）	迂曲（偏移）
0 级	基底动脉分叉点在或低于鞍背水平	基底动脉位于斜坡或鞍背的中线
1 级	分叉点在鞍上池水平	位于斜坡或鞍背的中线至旁正中线之间
2 级	分叉点高于鞍上池水平但低于第三脑室底部水平	位于旁正中线至斜坡、鞍背的边缘之间
3 级	分叉点高于第三脑室底	位于斜坡、鞍背的边缘至脑桥小脑角池之间

注：若高度评分＞ 2 分或位置评分＞ 2 分即为延长

作为反映动脉迂曲的一个标准，对偏移程度的评估是非常重要的。因为对那些延长但只有轻微迂曲的 BA 患者来说更倾向于出现孤立的脑神经麻痹，而有明显扩张的患者往往有多个脑神经受累。或因为受压或缺血性卒中引起复杂的脑神经受损。矢状位和冠状位图像可能对 BA 分叉的评分更为精确，对于 VBD 伴有脑积水的患者尤为重要。头颈部 CTA 检查作为一种无创、安全、快速的检查手段，图像空间分辨率高、后处理功能强大、可重复性强，可对椎基底动脉长度、直径及其他相关径线进行精确测量，准确显示椎基底动脉的全长、走行、动脉结构、与毗邻骨质结构的关系、椎动脉（VA）颈段受压的部位及程度、动脉粥样硬化表现，尤其是显示钙化与血管的关系要优于 MRI，同时原始扫描图像可显示伴随 VBD 出现的其他颅内病变如出血、梗死等，头颈部 CTA 采用 Ubogu 和 Zaidat 提出的 VBD 的 MRA 半定量标准，可以更加全面、准确地显示 VBD 血管与颅底解剖结构的关系，但是关于周围神经结构和血流动力学的信息在 CT 扫描中是十分有限的。

MRI 平扫可显示病变椎基底动脉对脑干、脑神经的压迫，显示颅底组织结构与血管间的解剖关系；由于流空效应，血管显示为低信号影。3D TOF MRA 可以完整、立体地显示扩张的椎基底动脉全程，并从一定程度上反映椎基底动脉的血流动力学信息。经过重建处理的 MRA 图像也可测量椎基底动脉的内径、长度、偏移度，依据数值对病变做出分级。此外，经重建获得的冠状面能很好地显示椎基底动脉的整体形态及走行路线，但是对于周围神经细微结构关系的显示不是十分满意；矢状面可以很好地观察基底动脉上端分叉位置和迂曲动脉突入脑桥延髓沟的情况。延长扩张的椎基底动脉管壁常伴有粥样斑块的形成，而斑块对于脑血管疾病的发展及预后起着关键作用，MRI 平扫分辨率偏低，对于管壁的显示较差。随着影像技术的发展，高分辨率磁共振成像（HRMRI）的应用逐渐普及。HRMRI 是目前唯一可实现活体内动脉管壁结构分析的无创技术，用于颅内外动脉粥样硬化斑块的诊断和评估，对判断颅内外动脉狭窄及指导临床治疗有极高的参考价值。通过对 3D TOF FLASH 序列产生的影像进行 3D 后处理，得到仅剩三叉神经与椎基底动脉系统血管的影像，从而可以明确显示椎基底动脉对三叉神经的压迫程度，推断三叉神经痛的病因。

Giang 等首次将 MRI 和 CT 进行了比较，认为在诊断 VBD 方面，MRI 和 CT 有良好的一致性，但在显示血管与神经结构的解剖关系以及评估病理学方面 MRI 更优于常规 CT，尤其适用于脑积水和怀疑后颅窝病变的情况，可以清楚地显示 VBD 同第三脑室、脑干和脑桥小脑脚的关系。Ubogu 以磁共振血管造影（MRA）为基础制订了 VBD 的标准：扩张，即 BA 直径＞ 4.5 mm，VA 直径＞ 4 mm；延长，即基底动脉长度＞ 29.5 mm 或椎动脉颅内段长度＞ 23.5 mm；迂曲，即横向偏离超过基底动脉起始点到分叉之间垂直连线 10 mm 为异常，而椎动脉任意一支偏离超过椎动脉颅内入口到基底动脉起始点之间连线 10 mm 为异常。MRA 的优势在于与其他相关检查相比具有无创伤性、无辐射危害及快捷、敏感性高的特点，同时 MRA 可以完整、立体地显示扩张迂曲椎基底动脉血管的形态。研究发现，MRA 与 DSA 的完全吻合率达 70.59%。其劣势在于 MRA 诊断主要依靠血流信号，但由于迂曲或狭窄处的血流可由正常变为涡流或反向血流，因此 MRA 易夸大血管的狭窄或迂曲程度。

其他使用较少的诊断工具，如经颅多普勒超声（TCD），可以用来识别异常扩张的血管中循环血流量的病理变化。传统上数字减影血管造影（DSA）是诊断脑血管病的金标准，尽管它的有创性会带来一定的风险，但可提供管腔内随时间变化的信息，为潜在的治疗干预提供了一种手段。

CT 检查方便快捷，但是准确率较低，误诊、漏诊率高且无法显示血管内情况。数字减影血管造影（DSA）可以清晰地显示血管畸形，是神经影像学上诊断血管性疾病的金标准，但是无法显示血管结构与脑组织之间的关系，具有创伤性，对医疗技术条件要求较高，不易推广。磁共振血管造影（MRA）可清晰显示血管结构与脑组织之间的关系，但耗时较长。考虑到 CT/CTA 和 MRI/ MRA 的不同诊断价值，在有症状的患者中，同时进行两种成像检查可能获得最全面的 VBD 特征。

（五）治疗

由于后循环的位置和椎基底动脉及其穿支动脉所供应组织的重要性，至今 VBD 还没有有效的治疗方法，目前的治疗方法主要是针对 VBD 相关并发症。

1．外科手术治疗

一系列试图修复血管本身的外科手术并未取得一致的结果，而且有一定的并发症。Nakatomi 等认为椎基底动脉随着时间的推移逐渐扩张，会反复经历“内弹力层断裂 - 内膜增生新生血管形成 - 血管壁出血或血栓形成 - 血管再通和反复出血”的循环。因此通过早期降低后循环的血流来改变它的血流动力学，可能是阻止 VBD 进展的一种有效手段。改变血流动力学的手术包括减少或阻断椎基底动脉的供血，或通过吻合手术重建血流，一些患者确实取得了不错的效果。但也有研究发现，即使阻断了 VBD 患者的双侧椎动脉血流，动脉仍持续地扩张。这表明 VBD 进程不仅依赖于血流动力学因素，而且可能是多种因素综合作用的结果。

对于椎基底动脉扩张延长并伴有梭形动脉瘤的患者，有人尝试直接进行外科干预，包括手术切除血栓、闭塞近端血管和动脉旁路移植术、动脉瘤夹闭术等。但在平均 2.1 年的随访期限内，仅有 25% 的患者康复良好［格拉斯哥结局量表（GOS）评分 1 分］，50% 的患者有中重度残疾（GOS 评分 2 ～ 4 分），还有 25% 的患者死亡（GOS 评分 5 分）。尽管类似的研究很少，显而易见的是直接的外科治疗存在着很高的风险。

对于动脉扩张延长引起的脑干压迫症状，早期识别和手术干预对于预防神经系统后遗症是至关重要的，尤其对于 VBD 诱发的药物难治性三叉神经痛或偏侧面肌痉挛。有多种方法可以尝试，如射频消融术、伽玛刀、经皮球囊压迫三叉神经以及注射肉毒毒素。但最有效的治疗方法是显微血管减压术。然而，也有研究发现在实际操作过程中很难插入减压夹，即使成功，也难免会对附近神经根造成压迫，不能实现完全的减压。Goldenberg-Cohen 等没有推荐显微血管减压术治疗单脑神经病，认为手术的风险大于收益。但相比复位、固定的手术而言，显微血管减压手术技术要求简单，并发症少，因此在临床上可以尝试。

VBD 诱发的脑积水主要是阻塞性，腹腔分流手术能达到令人满意的结果。但在手术前，必须确定梗阻的位置。如果是侧脑室的室间孔阻塞导致的脑积水，行双侧腹腔分流是合适的。对于第三脑室或中脑导水管引起的脑积水，单侧腹腔分流就足够了。

2．血管内介入治疗

如利用带或不带线圈的支架进行血液分流，与其他开放性手术相比可能取得较好的预后。分流技术指的是在动脉瘤的负载动脉中放置支架，导致局部淤血和血栓，形成新内膜的覆盖，以减少血流进入动脉瘤，但是，周围动脉和穿支动脉的正常功能不受限制。目前，用于临床的血流转向装置包括管道栓塞装置（PED）和 SILK 分流器（SFD）。相比传统的支架，这些支架有更小的网状结构和更大的金属覆盖区域，这确保了分支血管和穿支动脉的正常血流，但却大大减少了血液流入动脉瘤腔。在 PED 和 SFD 技术流行之前，重叠支架或线圈辅助支架可能是一个不错的选择。研究认为，释放重叠支架的好处是可以为后续的 SFD 植入提供结构支撑，减少动脉瘤腔内的血流，加固扭曲的血管，增加分支动脉的血液供应。支架植入联合抗血小板药物治疗可以减少支架内血栓形成，与单独应用抗凝剂或抗血小板药物治疗相比，还可以降低动脉破裂的风险。然而，目前的文献大多数是以小样本研究为基础的。此外，手术中最常见的并发症是脑干梗死，发生率高达 22.2%。因此，我们建议应该更加谨慎地使用分流技术治疗后循环动脉瘤。另外，支架和线圈的使用可引起血流停滞和血栓形成，以及分支血管的闭塞。降低并发症的关键是分阶段改变 VBD 的血流动力学和行分期手术，并尽量减少使用线圈以优化手术。

3．内科保守治疗

缺血性卒中是 VBD 最常见的临床症状。据文献报道 VBD 患者每年发生缺血性卒中的风险约为 2.7%，复发性缺血性卒中的风险约为 6.7%。而每年脑出血的风险约为 0.9%。考虑到缺血性卒中的风险要高于脑出血的风险，抗凝药或抗血小板药物的使用可能是有益的。然而，有研究指出由于 VBD 导致的缺血性卒中是由多种机制引起的，包括动脉粥样硬化、血流动力学和动脉的扩张，因此，使用抗血小板药物或抗凝药可能不能预防缺血性卒中，反而会增加脑出血的风险。抗凝治疗或抗血小板治疗在缺血性卒中的急性治疗阶段有其优点，这种治疗的利弊应该慎重考虑。对于 VBD 诱发的血管内血栓形成，抗血栓治疗是一种可能的选择。

几乎所有 VBD 引起的出血都是致命的，至今没有有效的治疗方法，因此关键在于预防。在 VBD 患者中，出血常与动脉的扩张、生长速度、长期高血压以及使用抗凝药和抗血小板药物有关。因此，对于有 VBD 的患者，需要密切随访，严格控制血压，小心使用抗凝药和抗血小板药物。一旦发生 VBD 的进展，提示手术治疗是必要的。

（六）预后

VBD 的长期预后在很大程度上取决于诊断时动脉扩张延长的严重程度、基底动脉的直径、分叉点的高度及其演化特点，随着血管畸形的发展，其发病率和死亡率也呈逐渐上升趋势。一项随访 4 ～ 7 年的队列研究显示，VBD 的死亡率约为 36%（16/45），其中半数死亡在最初诊断的 34 个月内，累计生存曲线与对照组相比有显著差异。VBD 患者更容易出现复发性卒中。首次卒中后累计 10 年的卒中复发风险是 56%，高于总人口中 43% 的累计风险。

总之，VBD 是一种复杂的进展性动脉疾病，以椎基底动脉扩张、延长、迂曲为主要临床特征。其病因和发病机制尚不清楚，需要进一步研究。它的临床表现主要是缺血性卒中，也是最常见的死亡原因，还有脑干压迫症状、脑积水等。该病预后差，中位生存期仅为 7.8 年。治疗可选择手术治疗、血管内介入治疗和非手术治疗，对于不同的临床表现，治疗方案可能是不同的。因此，神经科医师应该充分熟悉相关的影像学表现、分级方法，了解其相关并发症的临床表现以及多模态影像在 VBD 评估和管理中的重要作用。

（段婉莹　王力群）

延伸阅读

[1] 段婉莹，张在强 . 颅内动脉扩张延长症合并脑小血管病 1 例 . 中国卒中杂志，2013，6：477-480.

[2] Galvez-Jimenez N，Hanson MR，Desai M. Unusual causes of hemifacial spasm. Semin Neurol，2001，21（1）：75-83.

[3] Smoker WR，Price MJ，Keyes WD，et al. High-resolution computed tomography of the basilar artery：Normal size and position. AJNR Am J Neuroradiol，1986，7（1）：55-60.

[4] Yuan YJ, Xu K, Luo Q, et al. Research progress on vertebrobasilar dolichoectasia. Int Med Sci, 2014, 11（10）：1039-1048.

[5] Gutierrez J, Sacco RL, Wright CB. Dolichoectasia：an evolving arterial disease. Nat Rev Neurol, 2011, 7（1）：41-50.

[6] Pico F，Jacob MP，Labreuche J，et al. Matrix metalloproteinase-3 and intracranial arterial dolichoectasia. Ann Neurol，2010，67（4）：508-515.

[7] Wolters FJ，Rinkel GJ，Vergouwen MD. Clinical course and treatment of vertebrobasilar dolichoectasia：a systematic review of the literature. Neurol Res，2013，35（2）：131-137.

[8] Passero S，Filosomi G. Posterior circulation infarcts in patients with vertebrobasilar dolichoectasia. Stroke，1998，29（3）：653-659.

[9] Pico F，Labreuche J，Seilhean D，et al. Association of small-vessel disease with dilatative arteriopathy of the brain：neuropathologic evidence. Stroke，2007，38（4）：1197-1202.

[11] Passero SG，Rossi S. Natural history of vertebrobasilar dolichoectasia. Neurology，2008，70：66-72.

[12] Passero SG，Calchetti B，Bartalini S. Intracranial bleeding in patients with vertebrobasilar dolichoectasia. Stroke，2005，36：1421-1425.

[13] 张杰，石祥恩．颅内动脉延长扩张症的研究进展．中华神经外科杂志，2017，33（5）：524-526.

[14] Abhishek Jha，Prakhar Gupta，Mohammad Haroon，et al. Trigeminal hypoplasia due to vertebrobasilar dolichoectasia：A new entity. J Pediatr Neurosci，2015，10（2）：153-155.

[15] Kansal R，Mahore A，Dange N，et al. Dolichoectasia of vertebrobasilar arteries as a cause of hydrocephalus. Journal of Neurosciences in Rural Practice，2011，2：62-64.

[16] Ubogu EE，Zaidat OO. Vertebrobasilar dolichoectasia diagnosed by magnetic resonance angiography and risk of stroke and death：a cohort study. J Neurol Neurasurg Psychiatry，2004，75：22-26.

[17] Förster A1，Ssozi J，Al-Zghloul M，et al. A comparison of CT/CT angiography and MRI/MR angiography for imaging of vertebrobasilar dolichoectasia. Clin Neuroradiol，2014，24（4）：347-353.

[18] Hardie K，Hankey GJ，Jamrozik K，et al. Ten-year risk of first recurrent stroke and disability after first-ever stroke in the Perth Community Stroke Study. Stroke，2004，35（3）：731-735.

[19] Anson JA，Lawton MT，Spetzler RF. Characteristics and surgical treatment of dolichoectatic and fusiform aneurysms. J Neurosurg，1996，84（2）：185-193.

[20] Nakatomi H，Segawa H，Kurata A，et al. Clinicopathological study of intracranial fusiform and dolichoectatic aneurysms：insight on the mechanism of growth. Stroke，2000，31：896-900.

[21] Wu X，Xu Y，Hong B，et al. Endovascular reconstruction for treatment of vertebrobasilar dolichoectasia：long-term outcomes. AJNR Am J Neuroradiology，2013，34（3）：583-588.

[22] El-Ghandour NM. Microvascular decompression in the treatment of trigeminal neuralgia caused by vertebrobasilar ectasia. Neurosurgery，2010，67：330-337.

[23] Siddiqui AH，Abla AA，Kan P，et al. Panacea or problem：flow diverters in the treatment of symptomatic large or giant fusiform vertebrobasilar aneurysms. Journal of Neurosurgery，2012，116：1258-1266.

[24] Wong GK，Kwan MC，Ng RY，et al. Flow diverters for treatment of intracranial aneurysms：current status and ongoing clinical trials. Journal of Clinical Neuroscience，2011，18：737-740.

[25] Tan LA，Moftakhar R，Lopes DK. Treatment of a ruptured vertebrobasilar fusiform aneurysm using pipeline embolization device. Journal of Cerebrovascular and Endovascular Neurosurgery，2013，15：30-33.

[26] Dziewasa R，Freund M，Ludemann P，et al. Treatment options in vertebrobasilar dolichoectasia—case report and review of the literature. Eur Neurol，2003，49：245-247.

第 5 章　Paget 骨病引发的持续性头痛

病例 5

【主诉】

患者，女性，47 岁，头痛半年。

【现病史】

患者于半年前无明显诱因出现头痛，表现为头顶及双颞部持续性闷痛感，站立时明显，平卧位减轻；疼痛呈非烧灼样、撕裂样剧痛，无发热、恶心、呕吐，不伴闪光、暗点，无肢体运动障碍，无二便障碍。曾于外院住院治疗（具体不详），症状无改善。

【既往史、个人史及家族史】

6 年前因牙齿咬合不利，于当地医院口腔科就诊，检查头面部 CT，诊断“颅骨畸形性骨炎”。5 年前逐渐出现面容变形，使用“鲑降钙素”喷鼻治疗。2 年前出现头晕、双耳听力下降，2 年来佩戴助听器，听力部分保留。否认手术、外伤史，否认药物过敏史。

【神经系统专科查体】

- 精神智能状态：意识清楚，言语流利，定向力、理解力、记忆力正常。情感反应正常。颅骨畸形，前额及鼻梁塌陷（图 5-1）。

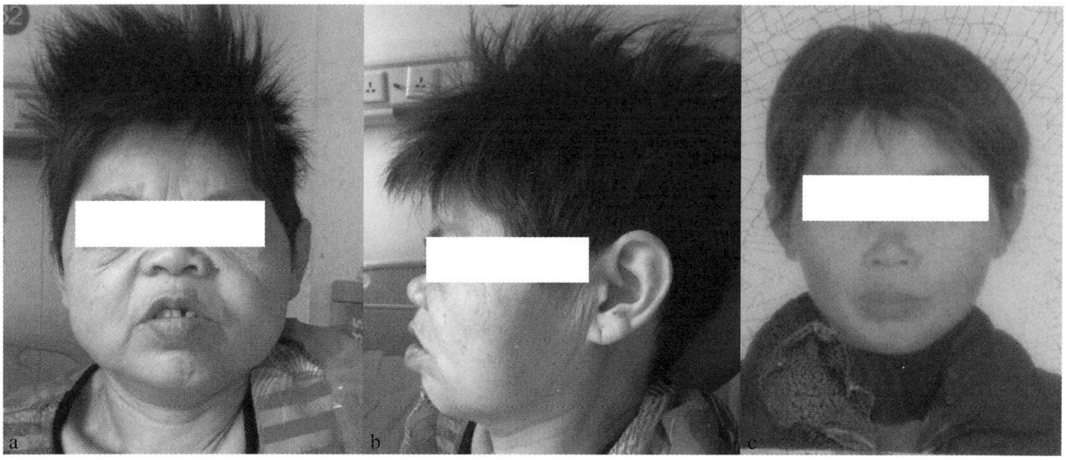

图 5-1　患者颅骨畸形正、侧位图（a 和 b）及与起病前（c）对比

- 脑神经
    - Ⅰ：未查。

- Ⅱ：视力右眼0.6，左眼1.0；眼底检查，双眼未见明显异常；视野检查，双眼散在相对性暗点。
- Ⅲ、Ⅳ、Ⅵ：双侧瞳孔等大等圆，直径3 mm，双侧瞳孔直接及间接对光反射灵敏，眼球各向运动充分，未见眼震。
- Ⅴ：双侧面部针刺觉对称，双侧角膜反射正常引出，双侧咀嚼对称有力。
- Ⅶ：双侧额纹、面纹对称，闭目及示齿有力。
- Ⅷ：双耳听力下降，佩戴助听器听力部分保留。
- Ⅸ、Ⅹ：上腭塌陷，双侧软腭抬举及双侧咽反射查不清。
- Ⅺ：双侧转颈、耸肩有力。
- Ⅻ：伸舌居中，未见舌肌纤颤。

- 运动系统：四肢肌容积正常，四肢肌力5级。双侧肢体肌张力正常。
- 共济运动：双侧指鼻、跟膝胫试验稳准，闭目难立征阴性。
- 步态：正常步态。
- 反射：四肢腱反射对称引出。双侧巴宾斯基征（Babinski征）阴性。
- 感觉系统：深浅感觉正常对称。
- 脑膜刺激征：颈软，脑膜刺激征阴性。

【辅助检查】

1．实验室检查

（1）血生化检查：碱性磷酸酶919 IU/L，实测pH 7.25，游离钙0.94 mmol/L（1.08～1.28 mmol/L）。

（2）β-胶原降解产物：0.249 ng/L（0.21～0.44 ng/L）。

（3）甲状旁腺素：550.7 pg/ml（12.0～68.0 pg/ml）。

（4）尿钙：0.19 mmol/L；尿磷：11.3 mmol/L。

（5）21,22-$(OH)_2$-$VitD_3$：56.89 pg/ml（19.6～54.3 pg/ml）；总25-OH-VitD：2.6 ng/ml（8.0～50.0 ng/ml）。

2．影像学检查

（1）颅骨计算机X线摄影（computed radiography，CR）：颅骨多发片状低密度影（图5-2）。

（2）头颅CT：可见局部颅骨虫蚀样缺损（图5-3）。

（3）头颅MRI：双侧放射冠、侧脑室前后角周围、额顶叶白质片状长T1、长T2信号，于FLAIR上大部分呈高信号改变，考虑缺血性白质改变。双侧额颞骨、右侧顶骨增厚，左侧额骨局部呈梭形；增强扫描可见双侧额颞骨、右顶骨、双侧蝶骨、斜坡不均匀强化（图5-4）。

3．骨密度检查（骨盆、第四椎体）

重度骨质疏松。

【诊疗经过】

本患者为中年女性，头痛病史半年，慢性起病，站立时头痛加重，卧位时头痛减轻。既往6年前无明显诱因出现牙齿咬合不利，并逐渐出现面容变形，2年前出现头晕、双耳听力

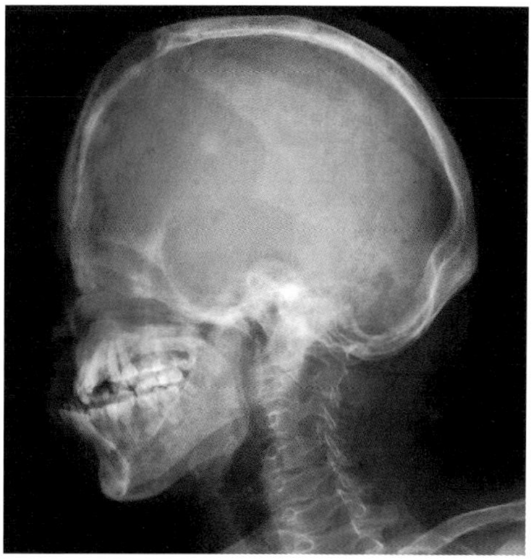

图 5-2　颅骨 CR 可见多发片状低密度影

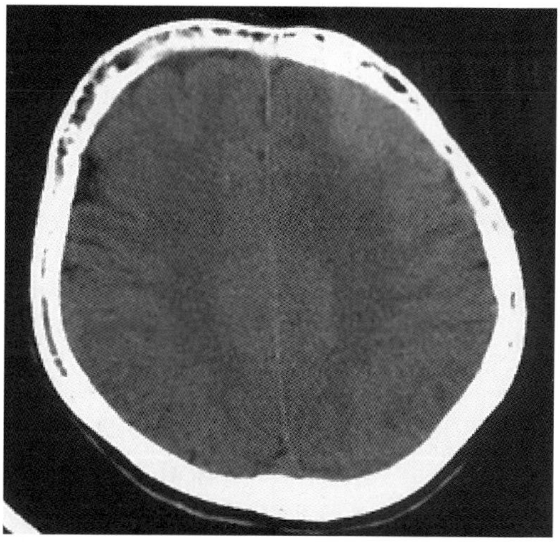

图 5-3　头颅 CT 可见局部颅骨虫蚀样缺损

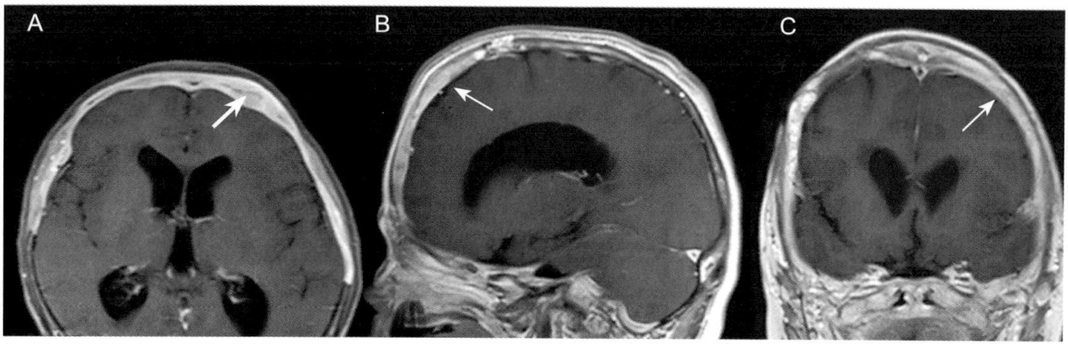

图 5-4　MRI 可见双侧额颞骨、右侧顶骨增厚，左侧额骨局部呈梭形；增强扫描可见双侧额颞骨、右顶骨、双侧蝶骨、斜坡不均匀强化（箭头所指）。A．轴位；B．矢状位；C．冠状位

下降，2 年来佩戴助听器，听力部分保留。影像学检查显示额底部颅骨变形，双侧额颞骨、右侧顶骨增厚，左侧额骨局部呈梭形，增强扫描可见双侧额颞骨、右顶骨、双侧蝶骨、斜坡不均匀强化。幕上脑室扩大。双侧乳突炎。患者 40 岁以后发病，单纯颅骨受累，伴有听力下降。符合 Paget 骨病特点。

患者入院后给予完善相关检查，明确诊断 Paget 骨病。考虑患者头痛与 Paget 骨病导致的额颞部骨骼变形、颅腔容积改变及脑膜、骨膜受牵拉有关。患者咽喉部结构改变，影响进食，给予补液治疗。请相关科室会诊如下。

（1）眼科会诊：视力右眼 0.6，左眼 1.0；眼底检查，双眼未见明显异常；视野检查，双眼散在相对性暗点；OCT 检查，双眼 RNFL 及 GCC 大致正常。

（2）耳鼻喉科会诊：纯音测听，双侧混合型耳聋，110 分贝以下；声导抗 B 型。诊断：双侧混合型耳聋。

（3）神经外科会诊：考虑神经外科无手术指征，必要时整形科就诊。

（4）内分泌科会诊：考虑患者存在① Paget 骨病，②继发性甲状旁腺功能亢进，③ VitD 极度缺乏。建议患者服用：①碳酸钙片 500 mg，每日 3 次；②骨化三醇胶丸（罗钙全）

0.25 μg，每日 2 次；③胆维丁乳 4 ml，每月 1 次。患者目前 VitD 极度缺乏，暂不能使用唑来膦酸。

嘱患者按内分泌科建议服药治疗，待 VitD 等恢复安全范围后，再来我院使用唑来膦酸治疗。经治疗，患者头痛症状有所改善。

【讨论】

Paget 骨病（Paget's disease of bone，PDB）是 1876 年由 James Paget 以“畸形性骨炎”首先报道的，是一种良性局灶性骨骼重建异常的病变。它是一种非炎症性、代谢性、骨性疾病，其特征是局部过度的破骨细胞骨吸收，其次是代偿性增加成骨细胞活动，导致非结构性、生物力学不稳定骨。可表现为单骨或多骨受累。主要临床表现包括骨痛、骨骼畸形、病理性骨折、耳聋、继发性骨关节炎。

Paget 骨病

（一）流行病学

Paget 骨病通常在 40 岁之后发病，其发病率随年龄增加而升高，男性比女性更常见（1.8 ∶ 1）。在世界范围内 Paget 骨病被描述为不规则的地理分布，但 90% 的患者具有欧洲血统，主要累及英国人的后裔。在英国 80 岁以上人群中，5% 女性和 8% 男性罹患此病。澳大利亚、新西兰、北美洲、亚洲、斯堪的纳维亚和非洲发病率不到 1‰。在亚洲人群中，Paget 骨病很少被诊断，例如，日本 Paget 骨病的发病率仅为 0.00028%。英国和新西兰的研究表明，该病的发病率在 20 年中降低了近 50%，新诊断病例的严重程度减轻，而在意大利的某些地区发病率和疾病严重程度却在上升。这种变化以及疾病存在的地区差异提示，环境是影响发病的重要因素，但并未找到明确的答案。有人提出发病与农村生活、接触农场动物有关，可能是动物源性疾病；也有一种说法认为与暴露在含砷的环境中有关。有学者用环境因素与遗传因素的共同影响来解释这一现象，认为可能与全球人群迁移模式变化（如大量发病率低的南亚人群移民到英国和北美）、现代室内久坐的工作和生活方式、环境因素和营养状况的改善、暴露于感染因素的机会减少和抵御感染能力的机会增强等有关。

（二）发病机制

目前，Paget 骨病的确切发病机制仍不清楚。它被认为是一种复杂的多因素疾病，由于环境和遗传因素之间的协同作用而致病。在早期，破骨细胞的前体可以被未知的环境因子致敏。遗传因素作用可以解释个体的易感性，从而在几年后最终发展成疾病。

在 Paget 骨病（PDB）的发展中，遗传因素是很重要的。编码 p62 的 *SQSTM1* 基因突变，已被证明广泛参与了 PDB 的发展和决定疾病表型的严重程度。在这些突变中，*p62P392L* 是最常见的；在家族性 PDB 病例中有 20% ～ 50% 的病例，以及偶发性 PDB 中 16% 的病例可以检测到该基因。SQSTMl/p62 蛋白是核因子（NF）的选择性活化剂，在 NF-κB 受体活化因子配体（RANKL）和白介素 -1（IL-1）所致的破骨细胞分化和激活方面起着重要作用。因此，Paget 骨病的可能病因似乎是 *SQSTM1/p62* 基因的变异，但还不清楚种系 DNA 变异如何导致骨病的局限化。现已明确该病的几个易感区域如 2q365q31、5q3S、10p13、18q21～22、18q23 等。

除了 *SQSTM1*，候选基因方法和全基因组关联研究已经确定了其他 PDB 易感性基因和位点，这些包括 *TNFRSF11*、*TNFRSF11B VCP DCSTAMP*。

破骨细胞功能障碍是 Paget 骨病的主要缺陷。破骨细胞来自单核细胞 - 巨噬细胞谱系中的单核前体细胞，它融合形成多核破骨细胞，然后被激活，引起骨吸收。骨微环境中的系统和局部因素在破骨细胞形成和活动的调控中起着至关重要的作用，包括 1,25-$(OH)_2$-VitD_3 受体激活剂和 RANKL。特别是 RANKL，也被称为 TRANCE，是破骨细胞分化诱导因子，或骨原蛋白（OPG），是肿瘤坏死因子（TNF）超家族的一员，是诱导成骨细胞发生的关键细胞因子。RANKL 的结合受体激活信号通路 NF-κB Akt 和 MAPK 通路等，这些通路最终会激活 NFATC1 并启动破骨细胞生成。因此，特异性信号通路的异常调节是 Paget 骨病的重要病因学之一，可能会导致破骨细胞功能障碍和疾病发展。体外测试发现多数突变的结果是减弱泛素和其他蛋白质结合，影响自噬体的形成，增加蛋白质聚集，但尚不清楚这些聚集的蛋白质在 Paget 骨病发病中的作用。最常见的是 +1215 位 C/T 替换，导致第 392 位密码子对应的氨基酸由脯氨酸变为亮氨酸。对该突变的动物模型 $P62^{P394L}$ 小鼠（相当于人 $P62^{P392L}$）的骨髓培养发现，在 RANKL、TNF-α、1,25-$(OH)_2$-Vit D_3 作用下，破骨细胞生成增多。但纯化 $P62^{P394L}$ 破骨细胞前体，不含基质细胞时对 1,25-$(OH)_2$-Vit D_3 的高反应性消失；而将基质细胞和野生型破骨细胞前体或 $P62^{P394L}$ 破骨细胞前体共同培养，发现后者形成更多的破骨细胞，可见突变的破骨细胞前体和基质细胞共同对破骨细胞生成增多发挥作用。Bolland 等对父母为 Paget 骨病患者，并遗传获得 *SQSTM1* 突变的成年人进行研究，发现和父母相比，其发病年龄至少推迟了 10 年，同年龄时期发病率下降 63%，病变程度也大大减轻。对家族性 Paget 骨病的研究发现，中老年人的 *SQSTM1* 基因突变并不引起该病，而家庭成员中有些患者并无该基因突变，提示 *SQSTM1* 突变使疾病易感，但并不是病因，还有其他因素参与。

Paget 骨病中破骨细胞的改变包括：体积增大，包含有多个细胞核，并具有特有的核内包涵体。来源于 Paget 骨病患者外周血单核细胞的破骨细胞比非 Paget 骨病的破骨细胞对诱导骨吸收的因素更敏感。

我国济南市第三医院曾对一个家系的三名患者进行了研究，证明了 *FKBP5* 基因中的一个新的 c.163 G ＞ C 点突变与 PDB 相关。这项研究证明 *FKBP5* 突变，增强了破骨细胞分化和骨吸收活性，这两者是 Paget 骨病发展的主要缺陷。

在病毒学病因方面，超微结构、免疫组化、原位杂交和生物学等研究提示可能有病毒学因素导致 Paget 骨病的发生，但是感染病毒目前还没有被分离出来。Abe 等报道可以从 Paget 骨病患者的破骨细胞中分离出芽生病毒，但还没有被其他研究证实。Mills 等证实，Paget 骨病患者的破骨细胞核内包涵体与抗呼吸道合胞病毒和麻疹病毒核壳体蛋白（MVNP）抗体发生交叉反应。麻疹病毒（MV）感染的转基因小鼠骨髓细胞能表达人 MV 受体 CD46，靶向于破骨细胞谱系细胞而导致破骨细胞的形成。副黏液病毒、尖牙温热病病毒等与 Paget 骨病发病的关系，也在研究中。副黏液病毒可诱发破骨细胞 Paget 骨病样改变。在表达麻疹病毒核蛋白包膜的人骨髓细胞中，破骨细胞体积增大，细胞核增大，数量增加。以麻疹病毒感染小鼠骨髓细胞，得到相似的结果，在抗酒石酸酸性磷酸酶基因启动子的作用下，感染病毒的小鼠脊柱出现骨转换增高的病变，严重程度随年龄增加而加重。以犬温热病病毒感染人破骨细胞前体，可刺激 NF-κB 和 SQSTM1 的表达，使破骨细胞形成和吸收增加，细胞核的数量和体积增加。但也有实验室得到阴性结果，通过反转录 PCR（定量 PCR）未能在患者外周血和成骨细胞、骨髓中检测到麻疹病毒，而且正常人急性感染麻疹病毒后，体内会持续存在麻疹病毒 RNA，但无疾病表现，所以麻疹病毒是 Paget 骨病发病因素的假说尚需进一步证实。

环境因素如低钙饮食、暴露于宠物和毒素等也已被认为是 PDB 的病因。尽管仍有争议。Paget 骨病还可能与其他因素有关，如钙和维生素 D 的摄入不足。

Paget 骨病患者血清 IL-6、M-CSF、干扰素（IFN）水平升高。其破骨细胞可表达 IL-6，提示 IL-6 以自分泌的形式起作用，应用 IL-6 中和抗体可阻断患者破骨细胞前体对 1,25-$(OH)_2$-$VitD_3$ 和 RANKL 的异常超敏性。后证实 M-CSF 的中和抗体也可阻断患者血清诱发破骨细胞形成增加的作用。另外，Marshall 等发现 Paget 骨病患者血清中 DKK-1 升高，DKK-1 是 Wnt 通路阻断剂，促进骨破坏，抑制骨形成。虽然已经发现许多细胞因子的改变，但这些因子如何在疾病的过程中发挥作用，仍需要进一步研究。

（三）病理学表现

Paget 骨病表现为骨转化明显增加，从而导致骨体积增大。在 Paget 骨病中主要是破骨细胞受到影响，它的数量增多、体积增大，并含有比正常破骨细胞更多的细胞核，这导致了一种高代谢的骨溶解活动，再加上成骨细胞增加的骨形成，从而导致骨体积增大。

最早的病变是溶骨性的，在颅骨和长骨中观察最佳，一般每年进展 8 mm，直到增加的成骨细胞活性将以前的溶骨性病变转化为具有混合性骨质溶解 - 硬化外观的骨组织。在最后阶段，硬化是主要特征，溶骨性病变则变为次要特征。

在第一阶段（骨溶解性），在放射学中可以识别出是一种裂解性病变。然后，由于成骨细胞的新骨形成和骨溶解（混合阶段），病灶逐渐演变成一种硬化的混合物。在最后阶段，由于骨转化和细胞的减少，可以观察到硬化骨。本病的恶变率约为 1%，50 岁以上或病史较长的患者更易发生恶变，主要病理类型是骨肉瘤和纤维肉瘤。

在 Paget 骨病中，骨的转化大大加快。因此，与成熟骨的层流分布不一样，新的胶原纤维以一种不成熟的方式放置，这就形成了一种典型的 Paget 嵌合体，形成一种不规则的编织骨与一些层状骨，以及许多来自骨溶解阶段的没有组织的水泥线。在基质中，骨样体积增加，但通常没有矿化改变。骨周转率的增加导致了小梁的数量增加，就像在髂嵴的活组织检查中那样。骨髓中可见大量的结缔组织和高血管化组织。

疾病若经过几十年未经治疗，受累骨骼可能会体积增大，发生外侧弯和前弓弯畸形，主要见于下肢长骨。偶尔，这些解剖部位可能发生完全横向骨折。

（四）临床表现

Paget 骨病可能有很长的无症状期，高达 70% 的患者在整个疾病演化过程中没有表现出任何症状。Paget 骨病的临床表现为疼痛、骨骼畸形及其并发症，包括病理性骨折和耳聋。

（1）疼痛可能是最常见的症状，分为原发性及继发性。原发性疼痛被描述为多见于夜间的沉闷的、深部疼痛不适。继发性疼痛比原发性疼痛更为频繁，特别是由于神经压迫或关节畸形。

（2）Paget 骨病最常发生于骨盆（58% ~ 80%）、脊柱（40%）、股骨（32%）和胫骨（16% ~ 20%）。在某些情况下，疾病限制在单独一根骨上（单性疾病），然而疾病经常影响一些非连续的骨（多骨病）。长骨可能因骨体积增大和延展性增加而弯曲，有的患者表现为面部畸形。

（3）Paget 骨病常见的并发症是继发于软骨下骨改变的关节病变、骨折，继发于骨生长的神经受压，可能继发于血管盗血综合征的神经功能障碍；最常见的神经系统并发症是颞骨受累所致的耳聋，其次是脊髓受压、脑神经麻痹、脑积水和其他神经根压迫综合征。

（五）生物化学标志物

在大多数情况下，Paget 骨病的诊断是偶然的。当由于各种原因进行检查而获得患者的影像学证据，进一步探究病因，检测到高水平的碱性磷酸酶时，缺乏肝疾病证据的情况下可考虑此病。

Paget 骨病获得影像学诊断之后，可测量血清总碱性磷酸酶（alkaline phosphatase，ALP）对患者进行初始生化评估。确定疾病代谢活性的最经济的生化测试是测量血清总 ALP。虽然这种骨形成标志物的增加是继发于骨吸收的变化，但它与通过放射照片或闪烁照相评估的骨骼侵犯的程度有良好相关性。ALP 值也可反映二膦酸盐进行药理学干预的功效。

其他可用的血清生物标志物包括反映骨形成 / 成骨细胞活性的血清 Ⅰ 型前胶原氨基端前肽（N-terminal propeptide of type Ⅰ procollagen，PINP）和反映骨吸收的血清 Ⅰ 型胶原 C 端肽（CTX）以及尿 NTX，可以提供骨代谢活性的基本情况，并可对 Paget 骨病患者的治疗反应进行准确评估。

总 ALP 的缺点是其与来自肝的 ALP 重叠，肝 ALP 与骨 ALP 的抗体可有高达 20% 的交叉反应性。如果肝测试是异常的（如肝酶升高），则 Ⅰ 型前胶原氨基端前肽（PINP）的测量可以精确评估骨形成活性，但此替代方案更为昂贵。骨形成的其他标志物如骨特异性碱性磷酸酶（BSAP）或骨钙蛋白比 PIMP 更少应用，并且骨钙蛋白已被证明是 Paget 骨病中疾病活动的不敏感标志物。

（六）影像学改变

Paget 骨病的 X 线表现随时间而演变，主要包括局部性骨质疏松和骨变形、应力线改变、绒毛样改变与磨砂玻璃样改变等特征。

（1）局部性骨质疏松和骨变形：Paget 骨病早期主要表现为破骨细胞活跃及病灶内大量纤维化和局部性骨质疏松，其骨质疏松区域形态呈多样化，沿骨小梁方向分布，常呈楔形。可见骨变形，由于病灶沿皮质生长，含大量纤维组织增生，骨皮质早期即可膨胀、增厚、变形；变形常向外发展，可能是因为外侧压力较低或者骨横断面呈圆形，根据力学原理，内侧可以承受较大压力而不易变形。早期成骨细胞尚不活跃，增厚骨皮质内含大量纤维组织，密度不高，其中可见线状透光区。

（2）应力线改变：应力线改变为中、早期 Paget 骨病的特征性表现。X 线平片显示局部骨小梁紊乱，沿应力线的骨小梁变细，密度略减低，骨小梁间隙不规则增宽，呈低密度条状透光区，为纤维组织增生所致。较多纤维组织容易沿着阻力低的小梁间隙内生长，并对骨小梁产生压迫、吸收与侵蚀。随着病程进展，由于成骨细胞活性逐渐增加，部分骨小梁开始增粗，密度增高。股骨颈有主应力线与副应力线，应力线改变较具有诊断敏感性。

（3）绒毛样改变与磨砂玻璃样改变：病灶区骨皮质与骨小梁边缘粗糙，似绒毛样。局部可见斑片状磨砂玻璃样高密度灶，可能为炎症刺激与骨增生反应共同作用所致。在长期慢性刺激下骨小梁增粗，似粗大毛线。另外，病灶内小梁间隙含有少量渗出液，使小梁与小梁间隙对比度下降，也是造成绒毛样改变的因素之一。

怀疑 Paget 骨病的患者，建议拍摄 X 线片来检查骨骼的可疑区域。Paget 骨病的 X 线片

（放射学）演变，反映了随时间演变的病理变化，并且可以通过 X 线表现进行充分评价和证明。发生于颅面骨的病变开始于颅外板，X 线显示颅骨明显增厚，内有不规则结节状、斑点状致密影，其间伴有斑片状透亮区，板障明显增厚，颅缝模糊。CT 可避免重叠影的干扰，能更清晰地显示病变骨的范围及其与正常骨质的边界，其内可见“棉花团样”或“棉絮样”高密度影，多为再生骨或新生骨形成，内板增厚明显，板障模糊，颅缝消失。一般来说，根据放射科医师的经验，由 Paget 骨病引起的改变可以通过影像学检查来区分，很少有必要进行骨活检以做出明确的诊断。

（七）诊断

骨转化的升高反映了骨代谢的变化。由于血清碱性磷酸酶（ALP）具有广泛的可用性、低可变性且检测费用较低，因此是 Paget 骨病活动的重要标志物，尤其是在不能进行 PINP 检测的患者进行初始病情评估时，应使用血清总 ALP 或更特异性的骨标志物进行。骨特异性碱性磷酸酶（bone-specific alkaline phosphatase，B-ALP）、Ⅰ型前胶原氨基端前肽（PINP）和Ⅰ型胶原 C 端肽（CTX）也可以作为未治疗患者疾病活动性的良好标志物。

由于大多数患者病变部位无症状，骨骼的放射性核素成像已成为诊断和记录 Paget 骨病骨骼侵犯程度的标准手段。在诊断为 Paget 骨病的患者中，建议进行放射性核素扫描，以确定疾病的程度，并鉴定可能的无症状病变部位。不建议重复进行放射性核素成像。

（八）治疗

本病的治疗目的是要达到“三个缓解”，即临床缓解（骨痛等症状解除）、生物化学缓解（血清 ALP 水平恢复到正常值范围之内）、影像学缓解（溶骨性病变充填）。目前，治疗方法包括药物治疗和手术治疗。

1．药物治疗

根据《Paget 骨病诊断和治疗临床实践指南》建议，对所有存在临床症状的患者、需要骨科手术治疗的无症状患者、高钙血症患者和易出现并发症的患者，均应开始进行药物治疗（表 5-1）。

破骨细胞是 Paget 骨病侵袭的原始细胞，因此治疗的目的在于抑制破骨细胞形成、抑制已破坏骨组织的吸收和诱导破骨细胞凋亡。目前药物通常可以在数日或数周内发挥药理作用。多数临床医生认为，药物治疗可以控制病情的进展，但难以达到根治病因的目的。

（1）降钙素：降钙素具有抑制破骨细胞增殖作用，其用于治疗 Paget 骨病已有 30 余年历史，降钙素可降低骨转换率及骨吸收。目前临床常用的是鲑鱼降钙素，每次 50 ～ 100 IU，肌内注射，每日 1 次，2 周后改为隔日 1 次。治疗期间定期检测碱性磷酸酶（ALP）和Ⅰ型胶原 C 端肽（CTX-β）以评价疗效。

（2）二膦酸盐化合物：二膦酸盐化合物是治疗 Paget 骨病的首选药物。二膦酸盐化合物对矿化骨具有高度亲和力，可以选择性地作用于骨骼，通过抑制破骨细胞活性、抑制已破坏骨组织的吸收来达到治疗目的。临床可选的药物有依替膦酸盐、替鲁膦酸盐、阿仑膦酸盐、利塞膦酸盐、帕米膦酸盐和唑来膦酸盐等。

1）依替膦酸盐：首个用于治疗 Paget 骨病的二膦酸盐化合物是依替膦酸盐，推荐剂量为 5 mg/（kg·d）（平均剂量 400 mg/d），疗程 6 个月。多数临床症状活跃的患者可以出现较为明显的症状缓解和相关生化指标改善，但停药后迅速复发。此外，反复疗程后，患者会存在产生耐药性的可能。

2）替鲁膦酸盐：替鲁膦酸盐的推荐剂量为 400 mg/d，通过 3 个月的治疗，约 35% 的患者 ALP 水平正常化。在一项随机、安慰剂对照试验中，149 名患者以 400 mg/d 和 800 mg/d 的剂量使用替鲁膦酸盐 3 个月，患者疼痛症状明显缓解，影像可见的骨质破坏亦有改善。

3）阿仑膦酸盐：阿仑膦酸盐的推荐剂量为 40 mg/d，疗程 6 个月。它的耐受性良好，能有效地使血清 ALP 正常化。对于肌酐清除率低于 35 ml/min 的患者，不应使用该药。

4）利塞膦酸盐：利塞膦酸盐推荐剂量为 30 mg/d，疗程 2 个月，肌酐清除率低于 30 ml/min 的患者禁用。在美国一项多中心研究中，62 名患者服用利塞膦酸盐，61 名患者服用依替膦酸盐。利塞膦酸盐治疗组 73% 的患者血清 ALP 水平得到控制，而依替膦酸盐治疗组患者血清 ALP 水平的控制率为 15%（$P < 0.001$）。利塞膦酸盐组患者的标准化平均时间为 91 天，依替膦酸盐组患者的标准化平均时间为 360 天（$P < 0.001$）。利塞膦酸盐组复发率为 3%，依替膦酸盐组复发率为 15%（$P < 0.05$）。利塞膦酸盐组患者的疼痛减轻程度有统计学意义，而依替膦酸盐组则无统计学意义。两种药物均具有较好的耐受性。

5）帕米膦酸盐：帕米膦酸盐耐受性良好，肌酐清除率超过 30 ml/min 的患者可以使用。静脉注射剂量 30 mg/d，疗程 3 天。然而，该药易产生耐药性，从而影响进一步治疗的效果。它使血清 ALP 水平下降 70%，60% ～ 80% 的患者血清 ALP 水平会恢复正常。在基线值较高的患者中，疗效更好。

6）伊班膦酸盐：伊班膦酸盐是治疗 Paget 骨病安全而有效的药物，其推荐剂量为 2 mg/d，静脉滴注。最近一系列病例的数据显示，经伊班膦酸盐治疗 6 个月后，患者血清 CTX-β 水平显著降低。CTX-β 平均降低 65.24% ± 28.9%，58.3% 的患者 CTX-β 降低 80% 以上。ALP 的平均降低率为 49.21% ± 37.9%，所有患者均有骨痛明显改善。

7）唑来膦酸盐：唑来膦酸盐属于第四代二膦酸盐化合物，静脉注射后可以迅速分布于骨骼当中，与其他二膦酸盐化合物一样，本药首先聚集于骨转化活跃部位。唑来膦酸盐的主要分子靶点是破骨细胞中反式异戊二烯延长酶，唑来膦酸盐可以抑制骨的重吸收，增加骨密度。动物实验显示，骨骼强度和其他骨骼机械性的改善与本药呈剂量依赖性相关关系。在给药剂量相当于人体剂量的 0.8 ～ 8 倍时，与未切除卵巢动物（对照组）相比，唑来膦酸盐可以明显改善卵巢切除动物的骨骼机械性能。实验动物病理研究证实，在其骨骼样本中观察到明确的骨骼重建现象，同时没有发现钙化缺陷、异常的类骨质堆积等不良反应。

通过对使用唑来膦酸盐治疗的患者进行长期随访，我们发现其对疾病控制存在明显的优势。具体表现为起效快，明显改善生活质量，缓解骨疼痛。对照研究显示，在给药 2 年后，唑来膦酸盐治疗组患者有 98% 仍能维持疗效，而利塞膦酸盐组患者的这一比例只有 57%。在 5 ～ 6 年的随访中，这两组的比例分别为 87% 和 38%。

唑来膦酸盐的推荐剂量为每次 5 mg，加入 100 ml 生理盐水中以恒定速度静脉滴注，滴注时间不得少于 15 min。不可与任何含钙溶液接触，不能与其他治疗药物混合或同时静脉给药。给药前患者必须进行适当的补水，特别是同时接受利尿剂治疗的患者。在使用唑来膦酸盐治疗的同时应服用足量维生素 D。对于正接受治疗的 Paget 骨病患者，必须确保至少在前 10 天内补充足量的钙剂（每次 500 mg，每日 2 次）。

表 5-1　治疗 Paget 骨病的给药方案的建议

唑来膦酸盐（Zoledronate）	每次 5 mg，静脉给药，滴注时间＞ 15 min； 5 年内很少需要再次治疗
阿仑膦酸盐（Alendronate）	40 mg/d，疗程 6 个月； 2 ～ 6 年之间可能需要再次治疗
利塞膦酸盐（Risedronate）	30 mg/d，疗程 2 个月； 1 ～ 5 年之间可能需要再次治疗
伊班膦酸盐（Ibandronate）	仅有短期疗效报道； 2 mg/d，静脉给药
地诺单抗（Denosumab）	只有个案报告； 60 mg 皮下注射，每 6 个月 1 次

2．手术治疗

Paget 骨病的手术治疗指征包括：①多发性骨折；②脊椎或神经根受压；③脑积水或颅底陷入症所致脑干压迫；④严重畸形；⑤预防或处理骨肉瘤。手术方法有：关节置换、截骨畸形及减压术。手术治疗前一般使用药物配合治疗，以减少术中出血，促进术后伤口愈合。与 Paget 骨病相关的截瘫病例中，非手术时用二膦酸盐化合物治疗，骨科手术的主要术后并发症是椎管狭窄或骨关节炎。到目前为止，还没有明确的方法来预防并发症的发生。

手术最好在疾病的早期施行。对畸形严重的病变，应于病情稳定时行截骨术。对畸形导致腿部缩短的患者，可以通过矫形靴或其他矫形器来矫正畸形，减轻病痛。发生骨折时，复位固定的同时应一并纠正骨骼畸形。并发脊髓压迫症状时应行椎板减压术。对恶性病变如骨肉瘤患者，应及时行截肢术，按继发性骨肿瘤进行综合治疗。

Paget 骨病侵犯颅骨所致脑水肿的治疗方式还在探索中。Roohi 等对一位因 Paget 骨病累及颅骨所致脑水肿患者行脑室 - 腹腔分流术，术后进行 6 年随访，患者神经状况显著而持续地改善。由此可见，Paget 骨病所致脑水肿行脑室分流术是可行的选择。

（九）监测

经过药物治疗的患者，其骨代谢标志物会快速降低。因此对于大多数患者，应在 6 ～ 12 周内动态监测 ALP 等标志物的变化，在药物治疗 6 个月后，骨代谢标志物的水平代表了最终的疗效。ALP 等生化指标可作为患者随诊的客观跟踪指标。唑来膦酸盐治疗后骨转化恢复正常的患者，应每 1 ～ 2 年评估一次。使用较弱的药物，每 6 ～ 12 个月评估一次。

由 Paget 骨病引起溶骨性损伤的患者，在影像学诊断后大约 1 年应进行 X 线片复查，以确定经治疗后是否有改善，或者在没有治疗的情况下病情恶化的程度。在骨代谢的生化标志物持续升高或骨痛存在的情况下，建议定期复查 X 线片以监测病情变化情况。

（十）并发症的管理

1．听力损失

听力损失与 Paget 骨病相关，建议使用二膦酸盐化合物治疗。迄今为止，还没有针对 Paget 骨病相关听力损失的临床对照研究。通常认为，给予正规治疗的患者，听力没有进一步恶化，但是已有的听力损失大部分是不可逆的。对于此类听力损失的患者，植入人工耳蜗的疗效不佳。

2．骨关节炎

由于 Paget 骨病引起的邻近关节轻、中度疼痛，可以使用止痛剂进行对症治疗。当相邻的骨受到 Paget 骨病影响时，承重关节（例如髋关节或膝关节）的骨关节炎是相对常见的并发症。对于因 Paget 骨病引起严重骨关节炎的患者，在接受选择性全关节置换术前，建议先行用二膦酸盐化合物治疗，以防止术中出血和术后假体移位。二膦酸盐化合物应在手术前 1 ～ 2 个月施用。如果手术在 3 ～ 4 个月之后进行，可以考虑口服二膦酸盐。在这种情况下不应使用高剂量的依替膦酸盐，因为它可能导致骨折的风险增加。异位骨形成是手术后一种罕见的并发症，也需要及时干预。

3．下肢长骨畸形

下肢长骨弯曲畸形可以导致严重的运动功能受限及关节疼痛，这需要截骨术来进行矫正。术前给予二膦酸盐化合物治疗会改善手术的预后，这与药物减少手术区域血流供应有关，虽然没有大样本量的临床对照研究，但术前药物治疗的有效性已经得到广泛公认。需要特别指出的是，手术治疗并不能延缓 Paget 骨病患者的病程进展。

4．截瘫

如果截瘫与脊柱的 Paget 骨病相关，应立即用二膦酸盐化合物静脉滴注，同时咨询神经外科的建议。截瘫可能是由于血管栓塞引起的脊髓缺血所造成，这类患者经药物治疗，多数症状可以改善。若患者的截瘫是由于脊柱形态变化所引发，往往需要手术干预。

5．恶变

少数恶变患者有骨痛、肿胀及病理性骨折，预后极差，尚无有效的药物可治疗。化疗及手术治疗除控制症状外，对病变本身无明显疗效。放射治疗及截肢可用于减少疼痛。大部分患者在 1 年内死亡，5 年存活率低于 10%。此类患者如考虑手术治疗，术前仍应给予二膦酸盐化合物静脉滴注。

（十一）小结

Paget 骨病是遗传和环境因素共同作用的一种常见疾病。*SQSTM1* 基因突变与 Paget 骨病的易感性有关。到目前为止，临床表现、生化指标及影像学特征是用于疾病识别、治疗决策及疗效评价的重要依据。唑来膦酸盐是指南推荐的首选治疗药物。多项研究证实，已有治疗手段对于 Paget 骨病患者生活质量、疼痛症状及听力损失的改善作用有限，今后的研究方向在于开展大样本量的长期随访研究，以进一步评价二膦酸盐类药物对于患者远期预后的影响。

（王力群　朱荣彦）

延伸阅读

[1] Jones DL，Wagers AJ. No place like home：anatomy and function of the stem cell niche. Nat Rev Mol Cell Biol，2008，9（1）：11-21.

[2] Imai Y，Youn MY，Inoue K，et al. Nuclear receptors in bone physiology and diseases. Physiol Rev，2013，93（2）：481-523.

[3] Bar-Shavit Z. The osteoclast：a multinucleated，hematopoietic-origin，bone-resorbing osteoimmune cell. J Cell Biochem，2007，102（5）：1130-1139.

[4] Jung SM，Kim KW，Yang CW，et al. Cytokine-mediated bone destruction in rheumatoid arthritis. J Immunol Res，2014. DOI：10.1155/2014/263625.

[5] Schett G, Gravallese E. Bone erosion in rheumatoid arthritis: mechanisms, diagnosis and treatment. Nat Rev Rheumatol, 2012, 8 (11): 656-664.

[6] Danks L, Takayanagi H. Immunology and bone. J Biochem, 2013, 154 (1): 29-39.

[7] Zawawi MS, Dharmapatni AA, Cantley MD, et al. Regulation of ITAM adaptor molecules and their receptors by inhibition of calcineurin-NFAT signalling during late stage osteoclast differentiation. Biochem Biophys Res Commun, 2012, 427 (2): 404-409.

[8] Albagha OM, Wani SE, Visconti MR, et al. Genetic Determinants of Paget's Disease (GDPD) Consortium. Genome-wide association identifies three new susceptibility loci for Paget's disease of bone. Nat Genet, 2011, 43 (7): 685-689.

[9] Goode A, Layfield R. Recent advances in understanding the molecular basis of Paget disease of bone. J Clin Pathol, 2010, 63 (3): 199-203.

[10] Albagha OM, Visconti MR, Alonso N, et al. Genome-wide association study identifies variants at CSF1, OPTN and TNFRSF11A as genetic risk factors for Paget's disease of bone. Nat Genet, 2010, 42 (6): 520-524.

[11] Copple IM, Lister A, Obeng AD, et al. Physical and functional interaction of sequestosome 1 with Keap1 regulates the Keap1-Nrf 2 cell defense pathway. J Biol Chem, 2010, 285 (22): 16782-16788.

[12] Ying H, Yue BY. Cellular and molecular biology of optineurin. Int Rev Cell Mol Biol, 2012, 294: 223.

[13] Singer FR. The etiology of Paget's disease of bone: viral and genetic interactions. Cell Metab, 2011, 13 (1): 5-6.

[14] Ralston SH, Layfield R. Pathogenesis of Paget disease of bone. Calcif Tissue Int, 2012, 91 (2): 97-113.

[15] Schwarz P, Rasmussen AQ, Kvist TM, et al. Paget's disease of the bone after treatment with Denosumab: a case report. Bone, 2012, 50 (5): 1023-1025.

[16] Galson DL, Roodman GD. Pathobiology of Paget's disease of bone. J Bone Metab, 2014, 21 (2): 85-98.

[17] Michou L, Brown JP. Emerging strategies and therapies for treatment of Paget's disease of bone. Drug Des Devel Ther, 2011, 5: 225-239.

[18] Garcia G, Taille C, Laveneziana P, et al. Anti-interleukin-5 therapy in severe asthma. Eur Respir Rev, 2013, 22 (129): 251-257.

[19] Zhang Q, Chen B, Yan F, et al. Interleukin-10 inhibits bone resorption: a potential therapeutic strategy in periodontitis and other bone loss diseases. Biomed Res Int, 2014. DOI: 10.1155/2014/284836.

[20] Heard BJ, Rosvold JM, Fritzler MJ, et al. A computational method to differentiate normal individuals, osteoarthritis and rheumatoid arthritis patients using serum biomarkers. J R Soc Interface, 2014. DOI: 10.1098/rsif.2014.0428.

[21] Ji HI, Lee SH, Song R, et al. Serum level of osteopontin as an inflammatory marker does not indicate disease activity or responsiveness to therapeutic treatments in patients with rheumatoid arthritis. Clin Rheumatol, 2014, 33 (3): 397-402.

[22] Liu K, Meng H, Tang X, et al. Elevated plasma calcifediol is associated with aggressive periodontitis. J Periodontol, 2009, 80 (7): 1114-1120.

[23] Zhang X, Meng H, Sun X, et al. Elevation of vitamin D-binding protein levels in the plasma of patients with generalized aggressive periodontitis. J Periodontal Res, 2013, 48 (1): 74-79.

[24] Miricescu D, Totan A, Calenic B, et al. Salivary biomarkers: relationship between oxidative stress and alveolar bone loss in chronic periodontitis. Acta Odontol Scand, 2014, 72 (1): 42-47.

[25] 吴星火，杨述华．Paget 骨病研究进展．国外医学（骨科学分册），2005，26（4）：215-217.

[26] 沈霖．Paget's 骨病研究进展．临床内科杂志，2016，33（9）：592-595.

[27] 许藏丹，高志红．Paget 骨病的研究进展．国际内分泌代谢杂志，2011，31（4）：277-279.

第 6 章　成人型家族性亚历山大病

病例 6

【主诉】

患者，女性，34 岁，发作性左侧肢体麻木 6 年，肢体无力 4 年，言语不清、二便障碍 3 年。

【现病史】

患者 6 年前无明显诱因出现发作性左侧肢体麻木，无肢体抽搐，无肢体运动障碍，未行系统诊治。4 年前出现双下肢无力，站立不稳，行走费力，无视物不清，无二便障碍，在外院就诊诊断为“多发性硬化”，给予大剂量甲泼尼龙冲击治疗，病情无明显改善。上述症状持续进展加重，并于 3 年前逐渐出现肢体活动不协调、言语不清、抑郁及二便失禁等症状，偶有粪便潴留。2 年前双手出现轻度肌肉萎缩。

【既往史、个人史及家族史】

患者无其他疾病病史。

母亲有类似神经系统症状，47 岁发病，2 年后去世。姨妈也有类似症状但症状较轻，54 岁发病。女儿，8 岁，无临床症状但有脑部病灶。

【神经系统专科查体】

- 右侧血压 130/85 mmHg，左侧血压 120/80 mmHg。双肺呼吸音清，未闻及干湿性啰音；心律齐，未闻及明显杂音；全腹柔软，无压痛及反跳痛，肝脾肋下未触及；双下肢无水肿。
- 精神智能状态：神志清楚，痉挛性共济失调性构音障碍。时间、地点、人物定向力以及记忆力、计算力正常。
- 脑神经
    - Ⅰ：未查。
    - Ⅱ：双眼视力粗测正常。
    - Ⅲ、Ⅳ、Ⅵ：双侧瞳孔等大等圆，直径为 3 mm，直接及间接对光反射灵敏，眼球各向运动到位，凝视可见水平眼震。
    - Ⅴ：面部感觉对称存在。
    - Ⅶ：双侧额面纹对称。
    - Ⅷ：双耳听力正常。
    - Ⅸ、Ⅹ、Ⅺ、Ⅻ：假性延髓性麻痹，伸舌居中，舌肌可见肌纤维颤搐。
- 运动系统：双手肌肉轻度萎缩，双上肢肌力 4 级，左下肢肌力 2 级，右下肢肌力 1 级。

- 共济运动：双上肢共济失调，双下肢不能完成。
- 步态：不合作。
- 反射：四肢腱反射活跃，双侧 Babinski 征阳性。
- 感觉系统：深浅感觉正常对称，皮质觉正常。
- 脑膜刺激征：阴性。

【辅助检查】

1．实验室检查

（1）血常规检查、生化全套、凝血检查、免疫全套、传染病全套、维生素 B_{12}、维生素 E、叶酸均未见明显异常。

（2）脑脊液压力正常，脑脊液常规、生化、IgG 指数、IgG 鞘内合成率均正常，抗水通道蛋白 4 抗体（–），寡克隆区带（OB）（–）。

2．电生理检查

脑电图、视觉诱发电位、自主神经系统检查正常，脑干听觉诱发电位异常（4 年前）。

3．影像学检查

（1）头 MRI：双侧脑室旁、皮质下白质对称性异常信号，延髓橄榄、小脑明显萎缩，无强化效应。DWI 示脑室旁轻度高信号。MRA 未见明显异常（图 6-1 和图 6-2）。

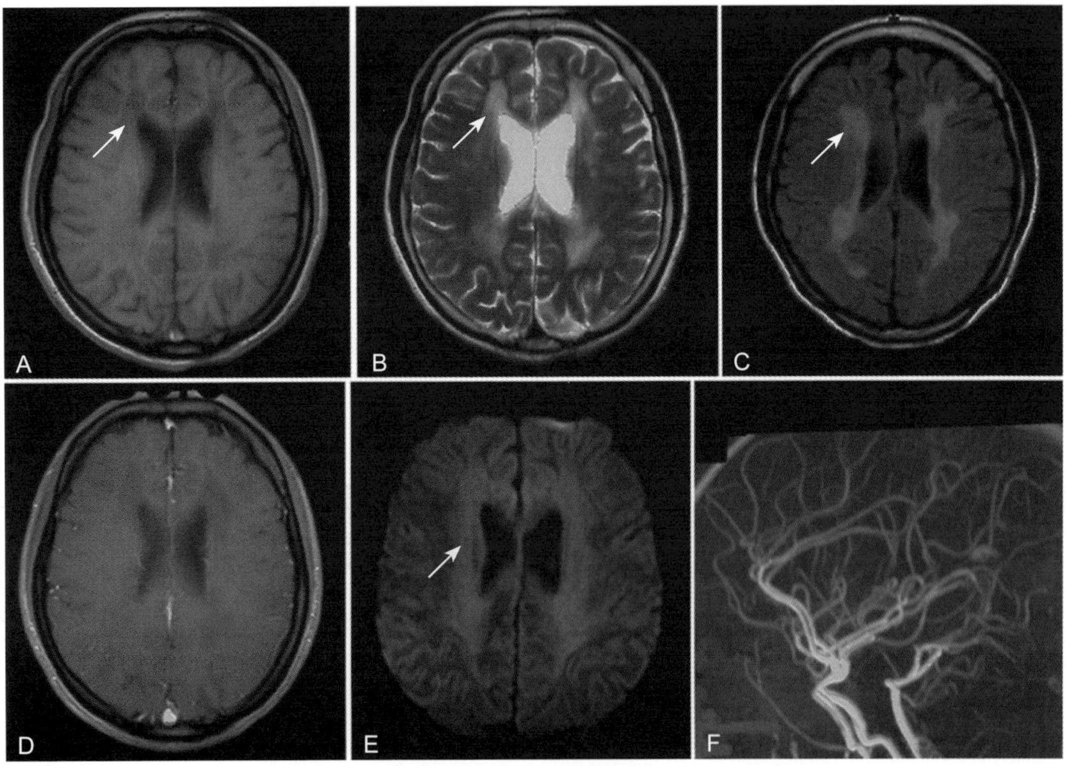

图 6-1　MRI 所见。A．T1 加权像显示白质低信号（箭头所指）；B．T2 加权像显示白质高信号（箭头所指）；C．FLAIR 示白质高信号（箭头所示）；D．钆增强 MRI 无强化效应；E．DWI 显示轻度弥散受限（箭头所指）；F．MRA 正常

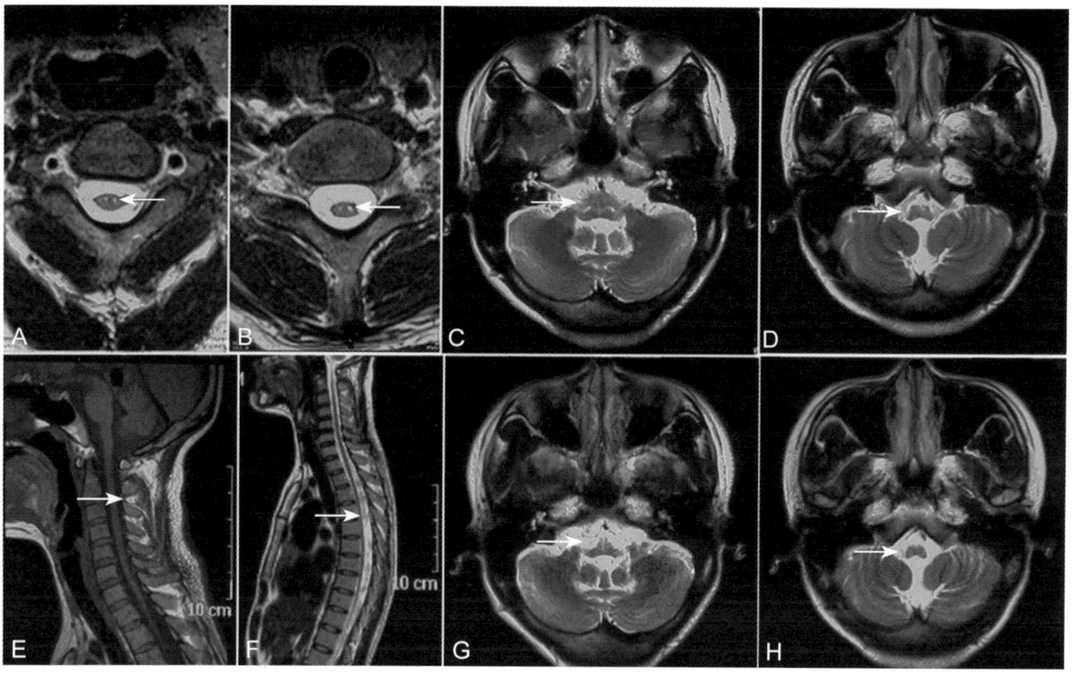

图 6-2　脊髓 MRI 示从颈 2 节段（A）到颈 7 节段（B）皮质脊髓束高信号（箭头所示）。T2 加权像提示颈段脊髓萎缩（C），T2 加权像提示严重的胸髓萎缩，类似典型的蝌蚪征（D）。起病后 3 年出现延髓萎缩（E 和 F），1 年后出现严重的延髓和小脑萎缩（G 和 H）

（2）脊髓 MRI：胸段脊髓明显萎缩，颈段脊髓轻度萎缩（图 6-2）。颈段脊髓锥体束 T2 高信号。

（3）患者无症状的女儿 FLAIR 像显示侧脑室周围带状高信号病变（图 6-3）。

4．基因检测

患者及女儿 *GFAP* 基因分析显示相同的杂合错义突变 c.1246 C ＞ T，p.R416W（图 6-4）。

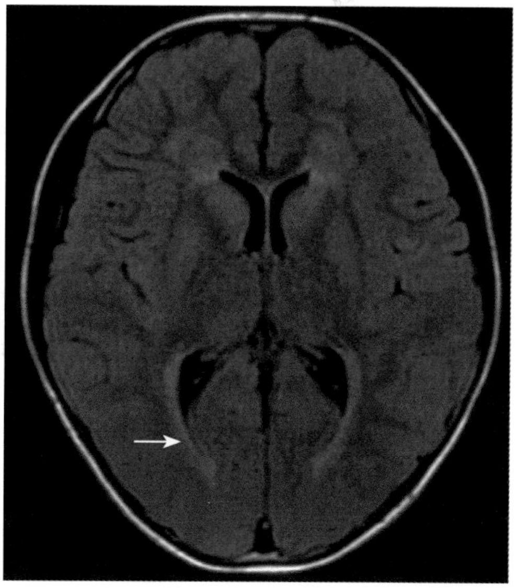

图 6-3　患者女儿的轴位 FLAIR 像显示侧脑室周围带状高信号病变

【诊疗经过】

患者入院时 mRS 评分 4 分。综合患者临床资料及家族史，并绘制家系图（图 6-5）后考虑临床诊断为亚历山大病，但影像学检查结果不够典型，经患者及家属同意后抽血进行基因检查，最终确诊该病。

【讨论】

亚历山大病（Alexander disease，ALX）是一种主要发生在婴儿和儿童的少见且致命性的中枢

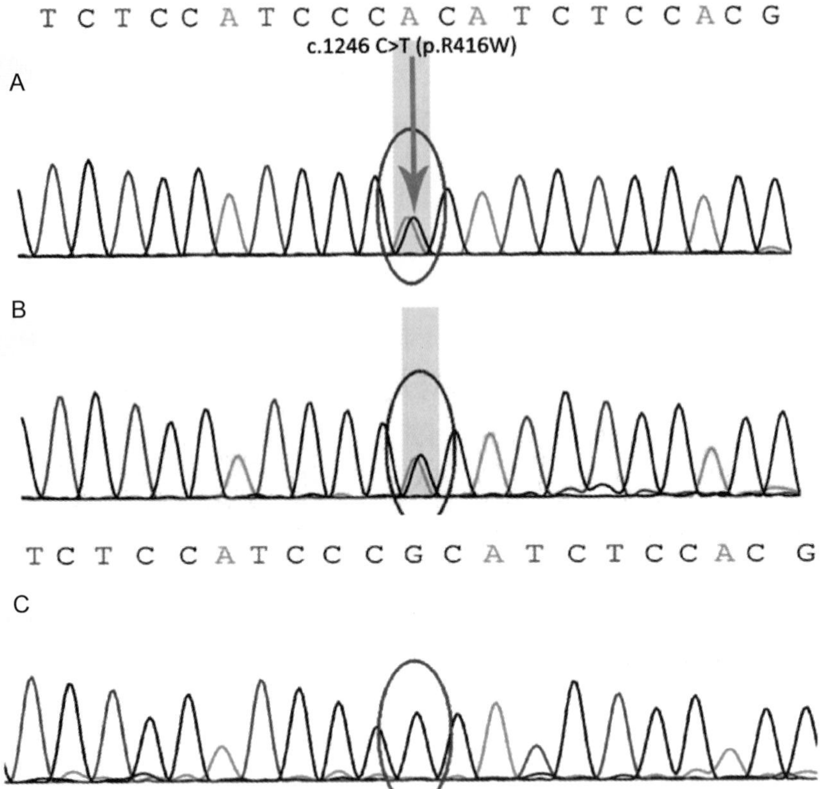

图 6-4　基因测序结果色谱图。**A**．患者；**B**．女儿；**C**．对照。在 ***GFAP*** 基因 **8** 号外显子区域存在一个杂合错义突变：**c.1246 C ＞ T**（胞嘧啶＞胸腺嘧啶，箭头所示），从而导致 **p.R416W** 氨基酸改变（精氨酸＞色氨酸）

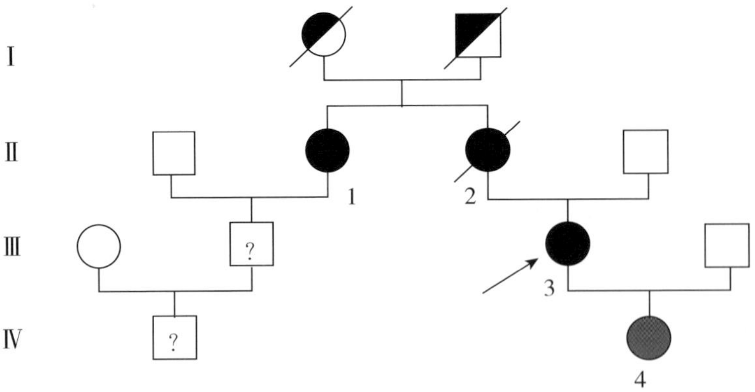

图 6-5　家系图。黑色代表患者。灰色代表患者女儿，存在 ***GFAP*** 突变但没有神经系统相关症状和体征。无色代表健康个体。半填充代表推定的患病者。问号表示可能受累者，但没有神经系统症状和体征，也未进行 ***GFAP*** 突变检测。斜线代表已去世。箭头指示先证者（我们的患者）。患者（$Ⅲ_3$）及其女儿（$Ⅳ_4$）进行了分子生物学诊断。尽管其家族成员（$Ⅱ_1$）有类似的精神症状，但是无法获得详细的医疗记录及 ***GFAP*** 突变检测

神经系统进行性疾病，由 Stewart W. Alexander 医生于 1949 年首先报道。该病依据起病年龄可以分为三种类型：婴儿型（出生到 2 岁）、青少年型（2 ～ 12 岁）和成人型（12 岁以上）。婴儿型 ALX 最常见，且临床模式相对固定，而晚发型（包括青少年型和成人型）较罕见且临床表现多样，存在一个较宽泛的临床表现谱（clinical spectrum）。ALX 最显著的病理学特征是星形胶质细胞胞质内广泛存在包涵体——Rosenthal 纤维，而 *GFAP* 基因表达异常可能是该病的病因。

亚历山大病

（一）病因和发病机制

人们通过在表达人类缺陷 *GFAP* 基因的转基因小鼠中发现大量 Rosenthal 纤维，开始了解 ALX 可能的病因。现在，人们已经在大量 ALX 患者中发现了 *GFAP* 突变，这为我们提供了一条深入理解发病机制、简化诊断和治疗策略的途径。但是，值得注意的是有 10% 经过病理证实的 ALX 并未检出 *GFAP* 基因突变，基因型与临床症状之间的对应关系也尚不明确。

GFAP 基因由中央杆状域及其周围随机卷曲的头和尾部区域构成。中央杆状域进一步分为 1A、1B、2A、2B 四个 α 螺旋片段，中央杆状域具有高度保守性，特别是其末端（1A 片段的起始和 2B 片段的末端），这些区域的错义突变可能导致更严重的临床表现，而其他区域的突变可能产生较轻的病变类型。位于高度保守区的突变位点包括 M73、L76、N77、R79 和 E373，特别是 *GFAP* 的 R79 突变在 ALX 中很常见。此外，位于高度保守区 1A 的 R239 突变常产生更加严重的临床症状。ALX 与其他中间纤维疾病不同，其他中间纤维疾病主要导致蛋白质功能缺失，如不能形成中间纤维网，而 ALX 可能主要是通过增强蛋白质功能而致病。这一观点有动物模型研究的支持，敲除角蛋白 4、角蛋白 10、角蛋白 14、肌间线蛋白或核纤层蛋白 A 的小鼠动物模型均可产生类似人类相关疾病的表现，但是敲除 *GFAP* 基因的小鼠仅产生轻微的髓鞘形成缺陷，不存在喂养困难、共济失调及寿命缩短等症状。据此推测，*GFAP* 基因突变产生的突变蛋白质与野生型蛋白质相互作用形成一种中介产物，该产物可以抑制中间纤维形成的后续步骤。Herrmann 和 Ma 的研究发现中央杆状域的高度保守区域突变的主要效应并非阻止形成线性多聚物，而是改变它们的外侧相互作用。尾区突变，如 *GFAP* 的 R416W，也被认为是主要作用于聚合反应的后期步骤，或是用于稳定与其他蛋白质间的相互作用。因此，致病突变很可能不是阻滞聚合反应的初始形成步骤，而是阻滞中间纤维形成的后期步骤。*GFAP* 突变抑制中间纤维形成，但这种抑制是部分性而不是完全性的，而这种不完全阻滞可能是 ALX 的关键病因。部分性抑制导致了聚合中间体的聚集，通过其毒性效应，最终导致了 Rosenthal 纤维形成。

在 *GFAP* 突变病例中，中间纤维毒性功能的增加似乎比功能缺失更重要。*GFAP* 基因敲除小鼠仅产生轻微症状，ALX 中功能正常的 GFAP 可能没有明显减少，甚至可以形成正常的 GFAP 中间纤维网。上述原因据推测可能是最初的毒性效应会增加 GFAP 的合成，从而克服聚合反应的部分阻滞效应，Ma 等发现增加突变蛋白质的含量可以部分克服蛋白纤维相互作用的抑制效应。几乎所有中枢神经系统损害均会导致星形胶质细胞增加 GFAP 表达。或许，通过驱动 GFAP 聚合反应克服了正常 GFAP 功能缺失，通过增加突变的 GFAP 合成可以加剧不良反应，从而导致灾难性的正反馈环路。P47L 突变也可见于 ALX，但该突变可能不能独立致病，常与其他突变（如 R239C 和 R416W）同时存在。ALX 的三种类型均可发现 R416W 突变，并可表现出多种临床症状。

（二）病理学

ALX 的特征性病理学改变是弥漫性或局灶性脱髓鞘病变以及星形胶质细胞内包涵体（Rosenthal 纤维）形成，而包涵体是由胶质细胞原纤维酸性蛋白（glial fibrillary acidic protein，GFAP）结合异常磷酸化和部分泛素化的热休克蛋白 αB- 晶状体蛋白和热休克蛋白 27（Hsp27）构成。

ALX 较为罕见，目前尚无确切的流行病学数据及大规模的临床研究，形态学描述主要来自于个案报道、综述及个人经验。标本的大体观测提供的信息较少，并可能具有一定的误导性。巨颅是婴儿早期阶段的特征，但数年后的尸检可能表现为萎缩。大体改变可能比较轻微，特别是以球部症状为主要表现的晚发型，但是婴儿型病例主要表现为不同程度的脑室扩张、白质萎缩或破坏。年轻患者的脑积水可能很突出，且与中脑导水管压迫有关。大脑白质呈颗粒状、黄色、凹陷或成腔，这种改变广泛存在于大脑或主要位于额叶和颞叶前部。灰质和菱脑结构病变不明显。

ALX 主要的镜下特征是遍布全脑广泛聚集的 Rosenthal 纤维。脱髓鞘病变程度不一，最广泛的是婴儿型，这与白质内 Rosenthal 纤维形成的程度高度相关。巨噬细胞内中性脂肪聚集，囊泡形成，偶可见血管周围淋巴细胞袖套或钙化球形成。青少年型的大脑脱髓鞘病变并不突出。常规染色可见胞体内存在杆状或棒状玻璃样嗜酸性结构，与 1898 年 Rosenthal 在低级别肿瘤、慢性脱髓鞘和炎症及皮质发育不良等疾病中所描述的一致，差别仅在于累及的范围和程度。超微结构显示其是由 10 nm 的纤维丝包裹无定形的嗜锇颗粒物质构成；免疫组化研究提示周围着色部分为 GFAP、αB- 晶状体蛋白、Hsp27 以及泛素，中心部位未染色。ALX 中 Rosenthal 纤维主要聚集于室管膜下、软膜下及血管周围部位，主要累及大脑白质、丘脑及基底节，大脑皮质几乎不受累。Rosenthal 纤维还可以主要位于脑干神经核、小脑白质传导束及齿状核，但通常不累及小脑皮质。但现在也有 Rosenthal 纤维累及小脑皮质的报道。另外，Rosenthal 纤维还可以主要累及视神经近端以及脊髓的灰质和白质。一般而言，即便在严重受累的区域神经元也相对保留，但是小脑变性是有报道的。婴儿型病例的重要特征是存在肿胀的星形胶质细胞，其胞体内含有小的玻璃样颗粒，有时在胞质内形成一个周围环，与 Rosenthal 纤维的超微结构一致。

有些 ALX 患者肌肉活检发现不整红边纤维，电镜检查发现线粒体超微结构异常，因此有学者推测临床上 ALX 与线粒体脑病有相似点，为线粒体疾病。可能的原因是星形胶质细胞的中间丝、Rosenthal 纤维以及功能异常的星形胶质细胞会干扰线粒体功能，进而加重星形胶质细胞功能障碍，使痴呆、肢体近端肌肉无力等临床症状恶化。另有研究发现，由于 *GFAP* 基网突变或编码线粒体复合物Ⅰ（complex Ⅰ）的 *NDUFV1* 基因突变，可直接导致线粒体功能障碍。

（三）临床表现

婴儿型 ALX 临床症状较固定，最符合 Alexander 最初的描述，症状包括巨颅、生长困难、精神发育迟滞、痫性发作和球部症状。青少年型 ALX 的表现包括进行性轻瘫、球部症状和腱反射亢进，而精神认知状态和感觉基本正常。成人型 ALX 是三种类型中临床表现变化最大的一型，可以完全没有任何症状，也可以表现为类似多发性硬化的间断性神经功能缺损。

晚发型 ALX 一直被视作一种有争议的临床实体，虽然具有相同的病理学特征，却表现出不同的临床和影像学特征。在病理学证实的晚发型 ALX 病例中，临床表型变异极大，甚至存在有弥漫性 Rosenthal 纤维而无神经病学症状和体征者，但 *GFAP* 基因缺失突变的发现表明早发型和晚发型 ALX 可能是同一种疾病的不同表现形式。虽然晚发型 ALX 有多种临床变异，但是仍然可以识别出一些表现的相似之处。Balbi 等的研究发现，假性延髓性麻痹（包括吞咽困难、构音障碍和发声困难）存在于超过 80% 的患者（成人型 87.5%，青少年型 78.3%），可以认为这是晚发型 ALX 最常见的症状。其他常见的症状和体征还包括：锥体束症状（成人型 74.6%，青少年型 50%）、共济失调（成人型 82.1%，青少年型 45.7%）、眼外肌运动异常（成人型 58.9%，青少年型 30.4%），以及自主神经功能障碍（成人型 44.6%，青少年型 15.2%）。此外，成人型 ALX 还常出现腭肌阵挛（成人型 33.9%，青少年型 2.2%），这是诊断成人型 ALX 的重要线索。部分患者还存在一些少见的症状，文献报道过的有脊柱侧凸、睡眠障碍、呕吐、感觉异常、头痛和其他头部感觉障碍以及先天畸形。在青少年型 ALX 中也有较大数量患者表现出认知障碍（成人型 9.1%，青少年型 53.3%）、痫性发作（成人型 16.1%，青少年型 39.1%）和巨颅（成人型 1.8%，青少年型 19.6%）等早发型 ALX 的典型特征。因此推测 ALX 的临床表型可能是一个连续变化的实体，皮质和皮质下受累的症状主要存在于婴儿型，脑干和小脑功能障碍主要存在于成人型，而青少年型的表型则介于两者之间。

Prust 等根据临床表现及头颅 MRI 特点将 ALX 分为 2 个类型：Ⅰ型 ALX 主要特点为发病相对早（通常＜ 4 岁），发育迟缓，头围大，癫痫发作，发作性加重多见，头颅 MRI 符合典型改变；Ⅱ型 ALX 通常发病晚，临床特点为自主神经功能异常、眼球运动障碍、腭肌阵挛及延髓症状等，头颅 MRI 常不典型。ALX 患者构成比为Ⅰ型 60%，Ⅱ型 40%。Ⅰ型 ALX 临床诊断相对容易，而Ⅱ型 ALX 患者由于其临床及影像的不特异性，不易早期识别。

（四）影像学检查

头颅 MRI 对诊断 ALX 具有重要作用。van der Knaap 等曾提出基于 MRI 诊断 ALX 的标准，满足如下 5 个标准中的 4 条即可考虑诊断：①以额叶为主的广泛大脑白质病变，包括以下任意一种白质异常，如一定程度的肿胀、一定程度的信号改变或一定程度的脑组织缺失（白质萎缩或囊性病变）；②脑室周围 T2 加权像信号减低，T1 加权像信号增高；③基底节和丘脑异常，可以是 T2 加权像上信号增高和一定程度的肿胀，也可以是萎缩和信号增高或降低；④脑干病变，特别是中脑和延髓；⑤一个或多个以下部位出现强化效应，如脑室内膜、脑室周缘、额叶白质、视交叉、穹窿、基底节、丘脑、齿状核及脑干。

但是该标准主要用于典型婴儿型 ALX 的诊断，对于病变主要累及后颅窝以及仅有轻度或无白质脑病表现的病例并不适用，而上述特征主要见于晚发型 ALX，其最常见的特征是幕下病变，主要是延髓或上颈髓萎缩或信号改变（成人型 91.1%，青少年型 69%），表现为蝌蚪征。在一些病例中，脑干信号改变可以被强化，这种现象常见于疾病早期阶段，而脑干结构的变性和更严重的萎缩常见于晚期阶段。因此，延髓和脊髓的萎缩可能是 ALX 的晚期特征。脑室周缘异常信号见于大约 1/3 的患者，这可能与室管膜下 Rosenthal 纤维大量聚集有关。很多青少年型 ALX 是以额叶为主的广泛大脑白质病变为主要特征，这一点与成人型 ALX 明显不同（青少年型 62.1%，成人型 20%）。这一现象提示青少年型和婴儿型 ALX 在影像学上的相似性与临床相似性相一致。因此，早发型和晚发型 ALX 临床表型的连续性在影像学上也有所体现，青少年型介于婴儿型和成人型之间，常同时累及幕上和幕下结构。

（五）脑脊液检查

通常腰椎穿刺查脑脊液压力、细胞数、葡萄糖和氯化物均正常，蛋白质正常或轻度增高。脑脊液中胶质细胞原纤维酸性蛋白（GFAP）明显升高。在临床怀疑 ALX 时，分析脑脊液中的 GFAP 是一种快速、有效的筛选办法，并且能判断出是否有 *GFAP* 基因的突变。

（六）诊断

ALX 的诊断要点为：①各年龄均可发病，以婴儿多见；②临床表现为智力减退、癫痫、肌阵挛、延髓性麻痹、锥体束征以及小脑受损的症状和体征，婴儿、青少年有精神运动发育迟滞；③影像学表现为以额叶为主的广泛脑白质异常或对称性累及脑干、小脑、脊髓白质的病变，可伴延髓、脊髓增粗或萎缩；④代谢筛查（血乳酸、丙酮酸、长链脂肪酸、促甲状腺激素、N- 乙酰天冬氨酸、芳香基硫酸酯酶 A、β- 半乳糖苷酶等）无异常；⑤无其他脑白质营养不良家族史；⑥分子生物学检查发现存在 *GFAP* 基因突变；⑦染色体核型正常；⑧确诊需要脑组织穿刺活检发现 Rosenthal 纤维。本病婴儿型、青少年型应与脑白质海绵状变性、各类型脑白质营养不良鉴别，成人型应与多发性硬化、进行性多灶性白质脑病鉴别。

（七）治疗

虽然我们对 *GFAP* 突变如何导致 ALX 尚不完全清楚，但是现有的研究结果已经为我们提示了潜在的治疗策略。这主要表现在如下三个方面：①降低初始损伤；②增强保护性应激反应；③削弱有害的下游效应。当然，对于 ALX 而言上述治疗策略都处于早期探索阶段，下面对目前的治疗研究进展进行介绍。

1．降低初始损伤

突变 GFAP 的表达可能是 ALX 致病的根源，而 GFAP 聚集（包括野生型和突变型蛋白）超过中毒阈值可能是 ALX 发病的关键环节。因此，降低 GFAP 的水平及表达就是一个重要的治疗策略。理想的药物是仅选择性抑制突变基因的表达，但是这在技术上很难实现，也没有能在临床上成功应用。鉴于在完全缺失 GFAP 的小鼠模型中仅有轻微症状出现，我们考虑可以在药物及化合物数据库中筛查能够抑制正常和突变 GFAP 表达的药物来治疗 ALX。目前在转基因小鼠中用于评估 *GFAP* 启动子调控的荧光素基因报告技术可能有助于药物筛查。Cho 等人用正常新生小鼠原代星形胶质细胞培养筛查，发现了数种常见药物都可以在体外实验中降低 GFAP 水平达 50% 或以上。当然，这些发现能否最终在人体实验中获得证实尚需拭目以待。

在细胞培养、动物模型以及 ALX 患者的组织中都发现有自噬现象的增强，所以另一个治疗策略就是能否促进自噬反应。目前，该特性已经用于其他一些神经系统疾病的治疗研究。例如，雷帕霉素及其类似物可以通过抑制雷帕霉素哺乳动物靶点（mammalian target of rapamycin，mTOR）增强自噬效应，近来的研究显示该药对亨廷顿病、结节性硬化及脊髓小脑共济失调 3 型的小鼠动物模型有一定治疗作用。长期使用雷帕霉素治疗具有良好的耐受性，甚至可以延长动物模型的寿命。该药也可以降低星形细胞瘤细胞中表达的 ALX 突变 GFAP。

另一种能诱导自噬的药物是锂剂，它可以在亨廷顿病和帕金森病细胞模型中减少细胞死亡，并增强突变亨廷顿蛋白和 α- 突触核蛋白的清除能力。锂剂可以增强肌萎缩侧索硬化小鼠模型的自噬效应，延迟运动神经元死亡，延长生存期，降低 SOD1 聚集；还可以降低亨廷顿病果蝇模型的毒性，降低 tau 蛋白病小鼠模型的 tau 蛋白变性和聚集。锂剂通过抑制肌醇单磷酸酶 1（inositol monophosphatase 1）以不依赖 mTOR 的方式增强自噬。有趣的是，锂剂还可以通过抑制糖原合成酶激酶 -3β 激活 mTOR，从而抑制自噬。因为锂剂通过两种路径对自噬产生相反的效应，联合应用锂剂和雷帕霉素可能会分别通过肌醇单磷酸酶 1 和 mTOR 途径加强自噬作用。上述联合使用已经在细胞层面和果蝇中证实对增强自噬和减少突变蛋白有加强效应。因此，联合治疗对 ALX 的治疗可能也是需要的。

2．增强保护性应激反应

蛋白聚集性疾病的一个主要特征就是诱导多种应激蛋白产生，这可能代表了细胞本身对错误折叠或突变蛋白质的处理方式。ALX 生成的应激蛋白主要是 αB- 晶状体蛋白和 Hsp27 等小应激蛋白。在多种神经变性疾病中大脑内的 αB- 晶状体蛋白表达增加，特别是 ALX 及其产生 Rosenthal 纤维的小鼠模型中。在多种疾病模型中，该蛋白的表达均显著上调，从而增加细胞的耐受性。Hagemann 等报道了 αB- 晶状体蛋白在 ALX 中的两个重要角色。第一，在无 αB- 晶状体蛋白但生成 Rosenthal 纤维的小鼠模型中，过度表达野生型人类 GFAP 会增加动物死亡率，这一现象支持了一种观点，即 ALX 的发病部分是由于 Rosenthal 纤维隔离了此种应激蛋白，从而降低了星形胶质细胞中 αB- 晶状体蛋白的水平。第二，在 100% 死亡率的 ALX 小鼠模型中过度表达 αB- 晶状体蛋白可以完全改变预后，具体机制并不清楚，但有资料提示其可以结合寡聚形式的 GFAP，将 GFAP 转化为较小的形式，减弱突变 GFAP 对蛋白酶体的毒性效应。因此，增强 αB- 晶状体蛋白表达的药物可能对治疗 ALX 有益。

另一条重要的应激通路以转录因子 Nrf2 为代表（还有 Nfe212）。正常情况下 Nrf2 通过结合 Kelch 样蛋白 Keap-1 在胞质中处于失活状态。它可以应对多种应激反应，特别是氧化应激，Nrf2 与 Keap-1 分离并进入细胞核，参与激活 NQO1、谷胱甘肽 -s- 转肽酶、血红素加氧酶 -1、铁蛋白重链和轻链等应激反应基因。在中枢神经系统内，激活 Nrf2 应对毒性应激反应主要发生在星形胶质细胞。目前已有转基因研究表明使用人类 *GFAP* 启动子增强 Nrf2 表达对肌萎缩侧索硬化和帕金森病动物模型具有明显的神经保护作用。目前已经在 ALX 患者及 ALX 动物模型脑组织中均发现有抗氧化应答通路的活化。增强 Nrf2 通路活性的药物有望在 ALX 中发挥治疗作用。

3．削弱有害的下游效应

另一类治疗方法集中于处理突变 GFAP 表达所导致的有害下游效应。很多神经系统疾病都与星形胶质细胞功能障碍有关，特别是谷氨酸盐转运，因为转运受损会导致谷氨酸盐在细胞外间隙停留时间延长，其兴奋性毒性作用会损伤邻近的细胞结构。星形胶质细胞的谷氨酸盐转运主要由 EAAT2 介导，少部分由 EAAT1 介导。EAAT2 完全缺乏的小鼠模型中大脑皮质的谷氨酸盐转运下降 94%，约 50% 的小鼠出生后 6 周内死于癫痫发作。在模拟 ALX R239H 点突变的小鼠模型中发现海马内 EAAT2 mRNA 及蛋白质含量中度下降，而这些鼠在暴露于红藻氨酸（kainic acid）后表现出更加严重和持续时间更长的癫痫发作。在点突变及过度表达野生型人类 GFAP 的 ALX 小鼠模型中均发现有 EAAT2 表达的下降，且均在出生后 4 ～ 5 周死亡。在人类 ALX 中也发现有 EAAT2 的减少。在表达 R239C 突变的星形胶质细胞系中发现 EAAT2 的表达显著下降，因此无法缓解谷氨酸盐对海马神经元的毒性作用。一个可能的原因是 NF-κB 活化导致了 EAAT2 表达的下降。EAAT2 水平也通过泛素化和溶酶体降解进行调节。考虑到蛋白酶体和自噬在ALX中的作用，除了降低转录外，上述途径可能也会影响EAAT2蛋白的水平。

EAAT2曾是肌萎缩侧索硬化的关键治疗靶点，Rothstein等通过药物筛查发现了数种β内酰胺类抗生素具有治疗作用。经过进一步的确认实验，发现头孢曲松可以部分性修复下降的EAAT2水平。该药在治疗其他几种疾病时也表现出有效性，但有时并未检测出任何EAAT2表达的变化。因此，该药可能还通过其他尚未明确的途径发挥作用。

（刘永红　要雅君）

延伸阅读

[1] Iwaki T, Iwaki A, Tateishi J, et al. Alpha B-crystallin and 27-kd heat shock protein are regulated by stress conditions in the central nervous system and accumulate in Rosenthal fibers. Am J Pathol, 1993, 143: 487-495.

[2] Pareyson D, Fancellu R, Mariotti C, et al. Adult-onset Alexander disease: a series of eleven unrelated cases with review of the literature. Brain, 2008, 131: 2321-2331.

[3] Brenner M, Johnson AB, Boespflug-Tanguy O, et al. Mutations in GFAP, encoding glial fibrillary acidic protein, are associated with Alexander disease. Nat Genet, 2001, 27: 117-120.

[4] Ayaki T, Shinohara M, Tatsumi S, et al. A case of sporadic adult Alexander disease presenting with acute onset, remission and relapse. J Neurol Neurosurg Psychiatry, 2010, 81: 1292-1293.

[5] Namekawa M, Takiyama Y, Honda J, et al. Adult-onset Alexander disease with typical "tadpole" brainstem atrophy and unusual bilateral basal ganglia involvement: a case report and review of the literature. BMC Neurol, 2010, 10: 21.

[6] Okamoto Y, Mitsuyama H, Jonosono M, et al. Autosomal dominant palatal myoclonus and spinal cord atrophy. J Neurol Sci, 2002, 195: 71-76.

[7] Balbi P, Salvini S, Fundaro C, et al. The clinical spectrum of late-onset Alexander disease: a systematic literature review. J Neurol, 2010, 257: 1955-1962.

[8] Farina L, Pareyson D, Minati L, et al. Can MR imaging diagnose adult-onset Alexander disease? AJNR Am J Neuroradiol, 2008, 29: 1190-1196.

[9] Romano S, Salvetti M, Ceccherini I, et al. Brainstem signs with progressing atrophy of the medulla oblongata and upper cervical spinal cord. Lancet Neurol, 2007, 6: 562-570.

[10] Rodriguez D. Leukodystrophies with astrocytic dysfunction. Handb Clin Neurol, 2013, 113: 1619-1628.

[11] Leite CC, Lucato LT, Santos GT, et al. Imaging of adult leukodystrophies. Arq Neuropsiquiatr, 2014, 72: 625-632.

[12] van Rappard DF, Boelens JJ, Wolf NI. Metachromatic leukodystrophy: Disease spectrum and approaches for treatment. Best Pract Res Clin Endocrinol Metab, 2015, 29: 261-273.

[13] Graff-Radford J, Schwartz K, Gavrilova RH, et al. Neuroimaging and clinical features in type Ⅱ (late-onset) Alexander disease. Neurology, 2014, 82: 49-56.

[14] Kinoshita M, Kondo Y, Yoshida K, et al. Corpus callosum atrophy in patients with hereditary diffuse leukoencephalopathy with neuroaxonal spheroids: a MRI-based study. Intern Med, 2014, 53: 21-27.

[15] Lynch DS, Jaunmuktane Z, Sheerin UM, et al. Hereditary leukoencephalopathy with axonal spheroids: a

spectrum of phenotypes from CNS vasculitis to parkinsonism in an adult onset leukodystrophy series. J Neurol Neurosurg Psychiatry，2016，87：512-519.

[16] Kinoshita M，Yoshida K，Oyanagi K，et al. Hereditary diffuse leukoencephalopathy with axonal spheroids caused by R782H mutation in CSF1R：case report. J Neurol Sci，2012，318：115-118.

[17] van der Knaap MS，van der Voorn P，Barkhof F，et al. A new leukoencephalopathy with brainstem and spinal cord involvement and high lactate. Ann Neurol，2003，53：252-258.

[18] Wada Y，Yanagihara C，Nishimura Y，et al. Familial adult-onset Alexander disease with a novel mutation（D78N）in the glial fibrillary acidic protein gene with unusual bilateral basal ganglia involvement. J Neurol Sci，2013，331：161-164.

[19] Yoshida T，Sasayama H，Mizuta I，et al. Glial fibrillary acidic protein mutations in adult-onset Alexander disease：clinical features observed in 12 Japanese patients. Acta Neurol Scand，2011，124：104-108.

[20] Gorospe JR，Naidu S，Johnson AB，et al. Molecular findings in symptomatic and pre-symptomatic Alexander disease patients. Neurology，2002，58：1494-1500.

[21] Balbi P，Seri M，Ceccherini I，et al. Adult-onset Alexander disease：report on a family. J Neurol，2008，255：24-30.

[22] Shiihara T，Sawaishi Y，Adachi M，et al. Asymptomatic hereditary Alexander's disease caused by a novel mutation in GFAP. J Neurol Sci，2004，225：125-127.

[23] Sugiyama A，Sawai S，Ito S，et al. Incidental diagnosis of an asymptomatic adult-onset Alexander disease by brain magnetic resonance imaging for preoperative evaluation. J Neurol Sci，2015，354：131-132.

[24] Messing A，Brenner M，Feany MB，et al. Alexander disease. J Neurosci，2012，32：5017-5023.

[25] Iwaki A，Iwaki T，Goldman JE，et al. Accumulation of alpha B-crystallin in brains of patients with Alexander's disease is not due to an abnormality of the 5'-flanking and coding sequence of the genomic DNA. Neurosci Lett，1992，140：89-92.

[26] Reichard EA，Ball WS，Jr，Bove KE. Alexander disease：a case report and review of the literature. Pediatr Pathol Lab Med，1996，16：327-343.

[27] Li R，Johnson AB，Salomons G，et al. Glial fibrillary acidic protein mutations in infantile，juvenile，and adult forms of Alexander disease. Ann Neurol，2005，57：310-326.

[28] Caroli F，Biancheri R，Seri M，et al. GFAP mutations and polymorphisms in 13 unrelated Italian patients affected by Alexander disease. Clin Genet，2007，72：427-433.

[29] van der Knaap MS，Ramesh V，Schiffmann R，et al. Alexander disease：ventricular garlands and abnormalities of the medulla and spinal cord. Neurology，2006，66：494-498.

[30] Kinoshita T，Imaizumi T，Miura Y，et al. A case of adult-onset Alexander disease with Arg416Trp human glial fibrillary acidic protein gene mutation. Neurosci Lett，2003，350：169-172.

[31] Thyagarajan D，Chataway T，Li R，et al. Dominantly-inherited adult-onset leukodystrophy with palatal tremor caused by a mutation in the glial fibrillary acidic protein gene. Mov Disord，2004，19：1244-1248.

[32] Wohlwill FJ，Bernstein J，Yakovlev PI. Dysmyelinogenic leukodystrophy；report of a case of a new，presumably familial type of leukodystrophy with megalobarencephaly. J Neuropathol Exp Neurol，1959，18：359-383.

第 7 章　表现为脑出血的病毒性脑炎

病例 7

【主诉】

患者，男性，17 岁，发热头痛 12 天，睡眠增多 4 天。

【现病史】

患者于 12 天前无明确诱因出现发热，最高体温达 39℃，头痛，伴有恶心、呕吐，呕吐为非喷射性，呕吐物为胃内容物，无肢体无力，无意识障碍，无抽搐发作，于当地行头颅 CT 显示“左侧颞叶脑出血”，急来我院就诊，行头 CT 血管造影（CTA）及头 CT 静脉成像（CTV）未见明显异常。给予甘露醇、甘油果糖进行脱水治疗，头孢他啶抗细菌感染，阿昔洛韦抗病毒治疗。4 天前患者出现睡眠增多、沟通困难、烦躁、骂人及攻击他人行为，无幻觉，以“颅内感染”收入我科。

【既往史、个人史及家族史】

既往体健，否认外伤史，否认乙型肝炎、结核病史。否认家族类似病史及遗传病史。

【神经系统专科查体】

- 精神智能状态：嗜睡，烦躁，言语含糊，时间、地点、人物定向力差，记忆力、计算力检查不配合。
- 脑神经
  - Ⅰ：未查。
  - Ⅱ：双眼视力检查不配合。
  - Ⅲ、Ⅳ、Ⅵ：双侧瞳孔等大等圆，直径为 2.5 mm，直接及间接对光反射灵敏，眼球各向运动到位，未见眼震。
  - Ⅴ：双侧角膜反射灵敏，下颌反射未引出，面部感觉查体不能配合。
  - Ⅶ：双侧鼻唇沟对称。
  - Ⅷ：查体不配合。
  - Ⅸ、Ⅹ：腭垂（悬雍垂）居中，双侧软腭抬举有力正常对称，咽反射存在。
  - Ⅺ：转颈、耸肩对称有力。
  - Ⅻ：伸舌居中，无舌肌萎缩、纤颤。
- 运动系统：四肢肌容积正常，肌张力正常，四肢可见自主活动，肌力检查不配合。
- 共济运动：查体不配合。
- 步态：查体不配合。
- 反射：四肢腱反射对称引出，右下肢 Babinski 征阳性。

- 感觉系统：查体不配合。
- 脑膜刺激征：颈项强直 3 横指，Kernig 征阳性。

【辅助检查】

1．实验室检查

（1）血常规：白细胞绝对值 7.82×10^9/L，淋巴细胞群相对值 20.2%，中性粒细胞相对值 73.51%，红细胞绝对值 4.6×10^{12}/L，血红蛋白 136 g/L，血小板绝对值 218×10^9/L。

（2）肿瘤标志物：甲胎蛋白 1.18 ng/ml、癌胚抗原 1.29 ng/ml、糖链抗原 -242 10.32 U/ml、总前列腺特异抗原 0.21 ng/ml，细胞角蛋白 19 片段 0.9 ng/ml，未见明显异常。

（3）外周血淋巴细胞亚群：B 淋巴细胞亚群（$CD3^-CD19^+$）15.2%、自然杀伤细胞（$CD3^-CD16^+CD56^+$）4.97%、T 淋巴细胞亚群（$CD3^+$）78.96%、辅助性 T 细胞（$CD3^+$ $CD4^+$）29.99%、抑制性 T 细胞（$CD3^+$ $CD8^+$）41.8%、辅助性 T 细胞 / 抑制性 T 细胞 =0.72。

（4）凝血检查：凝血酶原时间 12.1、国际标准化比值 1.05、部分凝血活酶时间 25.4、纤维蛋白原 2.06 g/L、凝血酶时间 18.8，未见异常。

（5）D- 二聚体定量：2 μg/ml。

2．腰穿检查

（1）脑脊液压力：大于 330 mmH_2O。

（2）脑脊液常规：总细胞数 11 187/mm^3，白细胞数 278/mm^3，以单核细胞为主。

（3）脑脊液生化：蛋白质 102.68 mg/dl，糖 3.41 mmol/L，氯化物 113 mmol/L。

3．入院时头颅 CT 成像

入院时头颅 CT 成像所见如图 7-1。

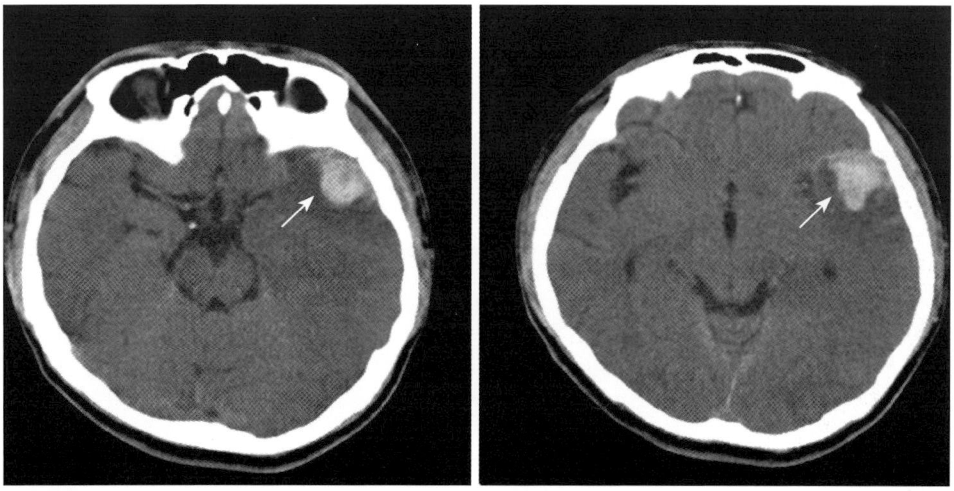

图 7-1　入院时头颅 CT 成像：显示左侧颞叶出血，左侧颞叶见团块状高密度影，范围约 25 mm × 23 mm，周边可见片状水肿（箭头所指）

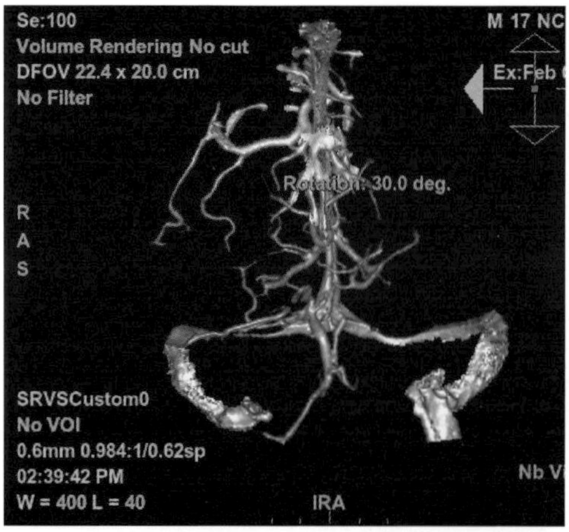

图 7-2（见书后彩图）　入院时头 CTV 显示上矢状窦、双侧横窦纤细

4．入院时头 CTV（图 7-2）

【诊疗经过】

患者为青年男性急性起病，主要症状为发热、头痛、意识障碍，精神症状明显。脑脊液白细胞数高，并且以单核细胞为主，颅内感染诊断明确。首先要考虑病毒性脑炎，患者头 CT 显示出血性病灶，最常见的为单纯疱疹病毒引起的急性出血性脑炎。

患者有高热头痛，颅内压高，感染性静脉窦血栓也要予以考虑，但患者疾病早期 D- 二聚体值正常，易栓症筛查阴性，CTV（患者躁动不能配合 MRV）未见明确静脉闭塞，故不支持此诊断。患者脑脊液白细胞数高，细胞学正常。未见占位性病变，脑瘤性卒中不予考虑。入院后，脑脊液病毒抗体回报：单纯疱疹Ⅰ型病毒 IgM 阳性，单纯疱疹病毒性脑炎诊断成立。继续给予阿昔洛韦抗病毒治疗，地塞米松减轻炎性反应，及脱水降颅压等对症支持治疗，加用阿普唑仑、奥氮平改善精神症状。患者意识障碍逐渐加重。入院第 10 天复查头 CT 发现颅内出血面积扩大（图 7-3）。神经外科会诊后给予脑内血肿及异常脑组织清除 + 人工硬膜修补术。术后继续抗病毒治疗，1 个月后患者神经、精神症状逐渐好转（图 7-4）。

术后病理提示：小血管周围可见多量淋巴细胞及少量中性粒细胞浸润（图 7-5），脑组织内也可见散在淋巴细胞，均以 T 淋巴细胞为主（图 7-6 和图 7-7），脑组织软化，可见多量泡沫细胞浸润（图 7-8）。

患者病毒性脑炎诊断明确，经神经内科抗病毒及神经外科手术清除血肿联合治疗，症状明显改善。此时此刻，作为神经内科医师，我们得到了非常宝贵的病毒性脑炎脑组织标本，

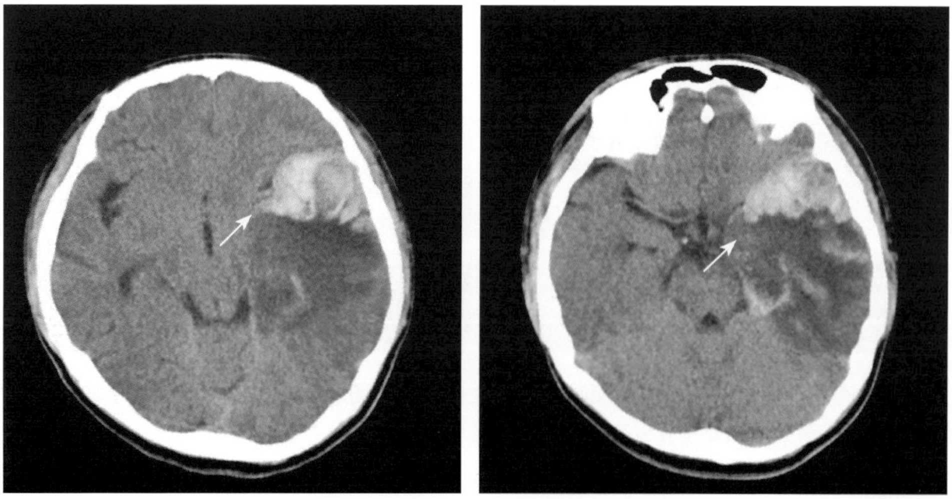

图 7-3　入院第 10 天头颅 CT 可见左侧岛叶、海马大片不均匀低密度灶，内见不规则片状高密度影，局部脑沟消失，脑室受压变形，中线结构右偏（箭头所指）

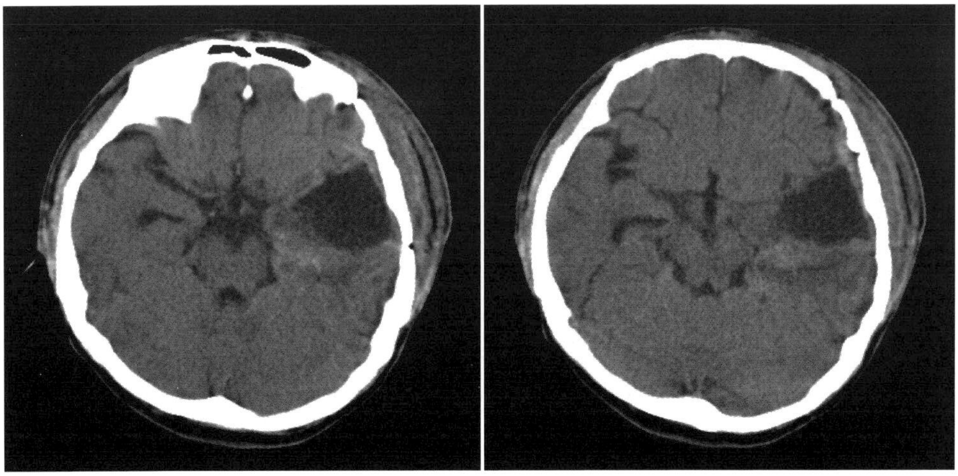

图 7-4　术后头颅 CT 显示左侧颞骨术后改变，边缘可见略高密度灶

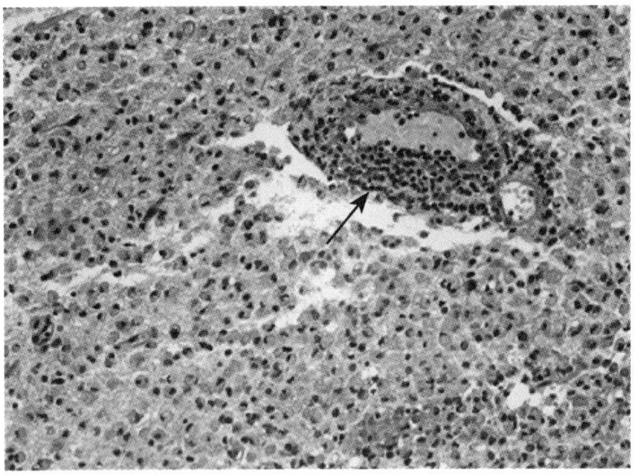

图 7-5（见书后彩图）　脑组织小血管周围可见多量淋巴细胞及少量中性粒细胞浸润

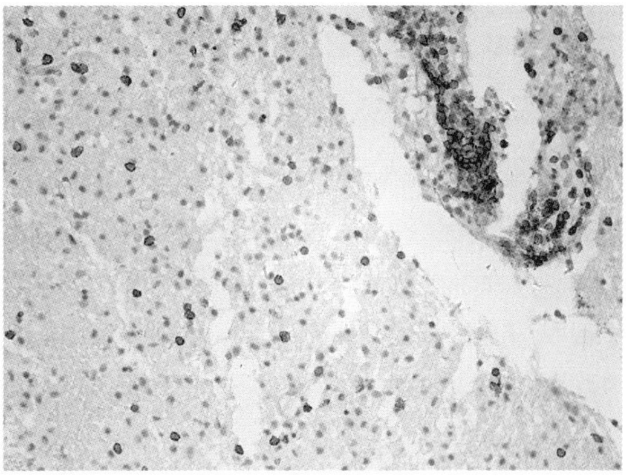

图 7-6（见书后彩图）　淋巴细胞 CD3 染色阳性

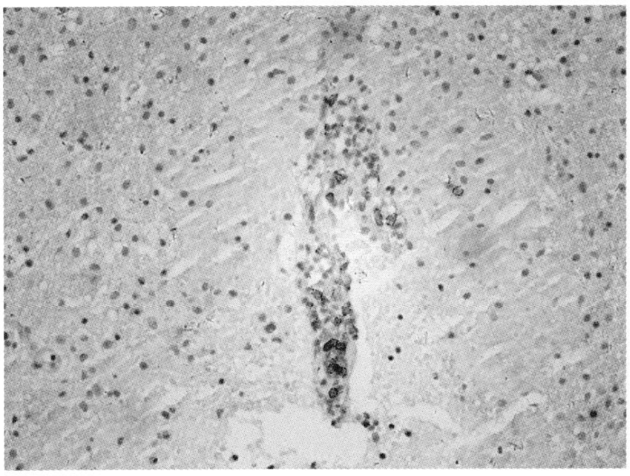

图 7-7（见书后彩图）　淋巴细胞 CD3 染色阳性

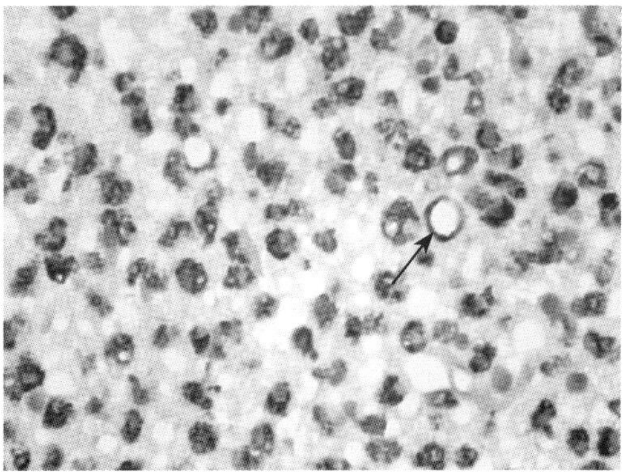

图 7-8（见书后彩图）　泡沫细胞

如何充分利用这一标本，为我们的临床工作提供更多的帮助呢？我们想到了医院的电子显微镜（电镜）。在与电镜室专家沟通之后，我们得知用于光学显微镜的组织标本用蜡块固定，而电子显微镜的固定剂是甲醛溶液。因此要先将蜡块标本脱蜡，然后重新用甲醛溶液固定，再进行电镜扫描。在神经病理室、组织病理室及电镜室的大力合作下，我们顺利地得到了标本的电镜扫描结果，并在细胞核内发现了病毒颗粒（图 7-9），至此，病毒性脑炎诊断明确。

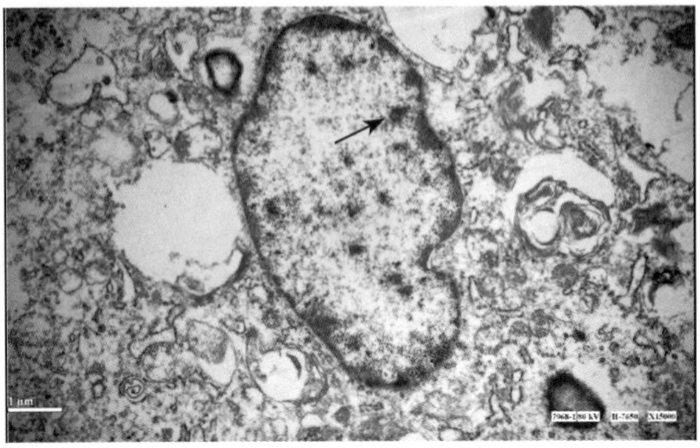

图 7-9　超薄切片电镜检查。送检脑组织内大部分细胞坏死崩解，血管内皮细胞增生，血管周围大量炎症细胞浸润。细胞膜结构破坏，可见包涵体样结构，部分细胞核内可见少量病毒样颗粒（箭头所指），直径约为 50 nm，核周间隙偶见成群的病毒样颗粒，神经毡内大部分髓鞘崩解破坏

【讨论】

现已知主要动物病毒几乎均可引起人类的神经系统疾病，病毒所致的神经系统损伤则因病毒种类及感染条件而异。大多数病毒引起急性感染性疾病，如脑炎、脑膜炎和脊髓炎等；有些病毒可导致神经系统变性或先天性缺陷，如脑功能发育不全和中脑导水管狭窄等；有些慢病毒感染宿主常暴露于致病因子数年后才发病，如进行性多灶性白质脑病的病原体乳头多瘤空泡病毒；同一病毒因结构不同可引起不同的神经系统疾病，如麻疹病毒可引起急性病毒性脑炎，而 M 蛋白缺陷型麻疹病毒则引起亚急性硬化性全脑炎。由于近年来电镜、组织培养、免疫学和分子生物学技术的发展，人类对中枢神经系统病毒感染性疾病有了许多新的认识（表 7-1）。

表 7-1　可以侵袭中枢神经系统的病毒概览表

病毒		分布	传播途径	传媒	预防	治疗
疱疹病毒	单纯疱疹病毒	世界范围	人际传播		无	阿昔洛韦
	水痘带状疱疹病毒	世界范围	人际传播		疫苗接种	阿昔洛韦
	EB 病毒	世界范围	人际传播		无	更昔洛韦 膦甲酸钠
	巨细胞病毒	世界范围	人际传播		无	更昔洛韦 膦甲酸钠
	人类疱疹病毒 -6	世界范围	人际传播		无	更昔洛韦 膦甲酸钠
	猕猴疱疹病毒 -1	非洲（除马达加斯加之外）	猴抓咬伤		避免与猴子直接接触	阿昔洛韦 更昔洛韦 泛昔洛韦

续表

病毒		分布	传播途径	传媒	预防	治疗
虫媒病毒	西尼罗病毒	美洲、中东、非洲、欧洲、澳洲、南亚	虫媒传播	库蚊及其他蚊种	驱虫杀虫	无
	圣路易斯脑炎病毒	美洲	虫媒传播	库蚊	驱虫杀虫	无
	日本脑炎病毒	亚洲、澳洲	虫媒传播	库蚊	驱虫杀虫 疫苗接种	无
	蜱传脑炎病毒	中、东欧，俄罗斯	虫媒传播	硬蜱属	驱虫杀虫 疫苗接种	无
	东方马脑炎病毒	加拿大至阿根廷	虫媒传播	多种蚊	驱虫杀虫	无
	西方马脑炎病毒	加拿大至阿根廷	虫媒传播	跗斑库蚊	驱虫杀虫	无
	委内瑞拉马脑炎病毒	美洲	虫媒传播	伊蚊	驱虫杀虫	无
	拉克罗斯病毒	北美	虫媒传播	伊蚊	驱虫杀虫	无
	托斯卡纳病毒	地中海盆地	虫媒传播	白蛉	驱虫杀虫	无
	科罗拉多蜱热病毒	北美	虫媒传播	革蜱属	驱虫杀虫	无
其他病毒	狂犬病毒	除西欧、日本及部分岛屿之外的世界范围	食肉哺乳动物及蝙蝠抓咬后经皮肤及黏膜感染		避免接触未知动物，接触之后，接种疫苗	无
	流行性腮腺炎病毒	世界范围	人际传播		疫苗接种	无
	麻疹病毒	世界范围	人际传播		疫苗接种	无
	风疹病毒	世界范围	人际传播	.	疫苗接种	无
	JC 病毒	世界范围	人际传播			无
	流感病毒	世界范围	人际传播 空气传播		疫苗接种	奥司他韦 扎那米韦

通过表 7-1 我们可以发现：①以单纯疱疹病毒为代表的疱疹病毒，主要通过人际传播而无需传媒，大部分没有有效的预防措施，抗病毒药物治疗有效；②以日本脑炎病毒为代表的虫媒病毒主要通过库蚊等传播，抗病毒药物疗效不佳，但可以通过疫苗预防发病。

通过临床观察，我们发现不同的病毒可以累及中枢神经系统（CNS）的不同部位（表 7-2）。

表 7-2　致病病毒及中枢神经系统累及部位

CNS 累及部位 / 结构	致病病毒
脑膜及周围血管	HEV、HIV、JEV、LCMV、MeV、Mumps、Nipah
皮质神经元	AV、BV、HSV、JEV、MeV、SLEV、TBEV、WNV
少突胶质细胞	JCV
小胶质细胞	HIV

续表

CNS 累及部位 / 结构	致病病毒
丘脑	HEV、RV、WNV
脑干	HEV、PV、RV、WNV
小脑	HEV、WNV
海马	HEV、RV、WNV
室管膜	CMV、HEV、LCMV、Mumps

注：AV，α 病毒；BV，布尼亚病毒（Bunyavirus）；CMV，巨细胞病毒；HEV，人类肠道病毒；HIV，人类免疫缺陷病毒；HSV，单纯疱疹病毒；JEV，流行性乙型脑炎病毒；LCMV，淋巴细胞性脉络丛脑膜炎病毒；MeV，麻疹病毒；Mumps，流行性腮腺炎病毒；Nipah，尼帕病毒；PV，脊髓灰质炎病毒；RV，狂犬病毒；SLEV，圣路易斯脑炎病毒；TBEV，森林脑炎病毒；WNV，西尼罗病毒；JCV，乳头多瘤空泡病毒

通过了解这些病毒的特性，有助于我们判断病毒性脑炎的预后，并制订符合实际的治疗康复方案。

单纯疱疹病毒性脑炎

（一）流行病学

单纯疱疹病毒性脑炎（herpes simplex virus encephalitis，HSE），亦称急性坏死性脑炎、急性包涵体脑炎，是由单纯疱疹病毒（herpes simplex virus，HSV）引起的 CNS 最常见的病毒感染性疾病，占已知病毒性脑炎的 20% ～ 68%。国外 HSE 发病率为（4 ～ 8）/100 000，患病率为 10/100 000；国内尚缺乏准确的流行病学资料。HSV 最常累及大脑颞叶、额叶及边缘系统，引起脑组织出血性坏死和（或）变态反应性脑损害。

HSV 是一种嗜神经 DNA 病毒，分为 1 型和 2 型，近 90% 的人类 HSE 由 1 型引起，6% ～ 15% 由 2 型所致。病毒先引起 2 ～ 3 周的口腔和呼吸道原发感染，然后沿三叉神经各分支经轴突逆行至三叉神经节，并在此潜伏。数年后或机体免疫力低下时，非特异性刺激可诱发病毒激活，故约 70% 的 HSE 起因于内源性病毒的活化，仅约 25% 的病例是由原发感染所致。病毒经嗅球和嗅束直接侵入脑叶，或口腔感染后病毒经三叉神经入脑而引起脑炎。

儿童期发病的 HSE 多为病毒新近感染；绝大多数新生儿的 HSE 是由 HSV-2 引起，母亲分娩时，生殖道分泌物与胎儿接触是导致新生儿感染的主要原因。HSV-2 还可通过性接触传播，HSV-2 原发感染常发生在青年人，HSV-2 也可引起成年人的无菌性脑膜炎。

（二）病理表现及电子显微镜的诊断价值

HSE 的病理检查可发现颞叶、额叶等部位出血性坏死。大脑皮质的坏死常不完全，可见病变脑神经细胞和胶质细胞坏死、软化和出血，血管壁变性、坏死，血管周围可见淋巴细胞、浆细胞浸润。病灶边缘的部分神经细胞核内可见 Cowdry A 型包涵体，包涵体也见于皮质及白质的星形细胞和少突胶质细胞核内。软脑膜充血，并有淋巴细胞和浆细胞浸润。慢性期受累部位可出现脑组织萎缩和胶质细胞增生。随着诊疗手段的进步，病毒性脑炎的死亡率已经从 20 世纪的 70% ～ 90% 下降到了 10% 以下，因此 HSE 的组织标本越来越难以得到，

目前国内外的文献也少有 HSE 的病理学研究。而本病例的特殊之处在于我们得到了弥足珍贵的病毒性脑炎脑组织标本，在进行了常规染色及光学显微镜读片之后，我们想到了神经外科研究所的扫描电镜，通过多科室协作，成功地得到了扫描电镜的阳性结果。

电子显微镜是利用电子与固体样品作用时发出的信息，对样品进行微区观察。目前的电镜种类很多，包括透射电镜（TEM）、扫描电镜（SEM）、扫描隧道电镜、原子力电镜等，但应用于临床病理诊断中的主要是透射电镜和扫描电镜，前者注重观察组织和细胞内的超微结构，后者则用于观察组织和细胞的表面形貌。临床病理诊断为最终诊断，目前电镜诊断技术因其可以观察到亚细胞结构的变化而广泛应用于现代临床病理诊断中，已成为病理诊断中一项重要的依据，特别是在传统的临床诊断手段无法确诊的病例中，电子显微镜发挥着重要的作用。电子显微镜通常能够清晰地观察细胞和细胞间质的超微组织结构，例如可以观察细胞质中的分泌颗粒、细胞核仁、细胞核膜、细胞的染色质，以及细胞间质的基板、外板等。不同的组织类型，具有不同的超微结构特征。病毒大小的范围是从几十纳米（腺相关病毒、腺病毒和疱疹病毒）到一百多纳米（痘病毒等），利用电镜可以直观看到病毒颗粒的全貌。尤其是遇到新发传染病，可能会没有任何依据可用来设计 PCR 的引物，这种情况下，对于经验丰富的病毒学研究者，利用电镜负染技术甚至可以在数分钟内完成电镜样品的制备与观察。特异病毒种属特异性的结构特征和结构蛋白，可以作为诊断标志物。免疫电镜可以追踪病毒在细胞的特殊定位。在病毒与细胞相互作用的过程中，会呈现形态特异的结构。例如，出血热病毒感染后，在细胞内常常会形成多边形、束状、丝状或超大的包涵体，是明显的标志物。电镜技术可以检测到病毒形态特征的细微差别。首先，病毒的大小范围，以及是否均一、是否有包膜、是否有特征性的膜结构、是否有特殊的定位；其次，针对病毒的具体结构特征和形态发生学知识进行辨别。此外，还可以鉴别样品里混杂的其他病原体。

（三）临床表现及引发脑出血的机制

HSE 的标志性临床表现是：发热伴痫性发作，在急诊见到具备这两项表现的患者，即使既往存在癫痫病史，亦应首先考虑病毒性脑炎的诊断。除此之外，在 HSE 急性期，患者还可以出现多种神经系统并发症（表 7-3）。

表 7-3　HSE 急性期并发症

并发症	发生率	出现时程	临床表现	外科干预
中枢性尿崩症	未知	3 周	多饮多尿	无
脑出血	未知	0 ~ 16 天	意识水平下降、偏瘫、失语、脑神经麻痹	50% 需要外科干预
颅内压增高	21%	0 ~ 12 天	意识水平下降、头痛、脑神经麻痹	大部分需要外科干预
癫痫	33%	全病程均可出现	痫性发作	无
卒中	未知	入院后	偏瘫、视野缺损	无
蛛网膜下腔出血	未知	2 ~ 6 天	意识水平下降	无

HSE 引发颅内出血并不多见，1997 年，Malik 报道了一例经病理证实的 HSE 患者合并出现颞叶出血。2004 年 Biswas 报道一例额叶和颞叶血肿的 HSE 患者经保守治疗，恢复良好。

Sax、Fukushima，Takeuchi，Takasato 和 Rodríguez-Sainz 等人也报道了相似病例。此类患者的脑出血以颞叶为主，这恰恰也是 HSE 常累及的部位。脑出血的机制尚不清楚，目前主要存在以下两种可能机制：一种是病毒感染造成血管内皮损伤，导致小血管继发性炎症，进而在颅内压增高的情况下，诱发脑血管破裂，这一机制的理论基础来自于病理研究，在病毒性脑炎合并脑出血的脑组织标本中，发现了纤维素性坏死组织；另一种机制在于病毒性脑炎所诱发的免疫性炎症可以损伤脑组织，并使其易于出血。脑炎患者磁共振成像显示病灶处存在脑实质及相关血管的结构变化，这种变化导致脑炎患者存在出血倾向。

神经影像改变表现为脑出血的病毒性脑炎应与急性出血性白质脑炎（acute hemorrhagic leukoencephalitis，AHLE）相鉴别。AHLE 又称急性出血性坏死性脑炎，发病机制目前尚不明确，相关研究认为与炎症有关，在患者血清和脑脊液中均可检出炎性因子，还有学者认为与病毒感染有关，包括 A 型流感病毒和肠道病毒等。AHLE 多见于青壮年，以 20 ~ 50 岁多见，多数患者发病前有上呼吸道感染等前驱症状，少数患者发病前有水痘、单纯疱疹等感染性疾病，前驱症状持续 1 ~ 15 天后出现神经系统症状，表现为突发高热、头痛、呕吐，甚至肢体麻木、瘫痪，很快意识恶化，进入昏迷状态。体检有脑膜刺激征，眼底多数正常。脑神经损害少见，四肢腱反射低下或消失，可有病理征。外周血常规可见以中性粒细胞增高为主的白细胞增高，脑脊液检查细胞数无异常，蛋白质可轻度增高。影像学检查 MRI 优于 CT，以 T2 像和 FLAIR 像更为敏感，T2 像可见双侧多灶性白质高信号，有研究显示病灶为广泛的高信号白质水肿夹杂多发的斑点状低信号。脑大体活检可见脑明显肿胀，可有颞叶钩回疝和小脑扁桃体疝的痕迹，灰白质交界不清，脑白质内有多发的点状出血。AHLE 的病理特征是弥漫性出血性坏死，血管周围的脱髓鞘，可见淋巴细胞、巨噬细胞和中性粒细胞的明显浸润。镜下可见：①出血性坏死，常为球状或环状坏死，球状灶中间为毛细血管，周围为外渗的红细胞。环状出血则中央为小静脉，在血管壁或血管周围或多或少有纤维素样渗出或坏死，即具有坏死性血管炎的表现。有的坏死区可无出血。斑点状出血可融合成片，形成血肿。②静脉周围小胶质细胞灶，表现为静脉周围的小胶质细胞增生。③血管周围细胞浸润，主要在毛细血管及微小动脉周围有大量的白细胞浸润，以中性粒细胞为主，形成袖套。血管周围可发现脱髓鞘，但轴突往往正常。组织学研究发现多灶血管周围脱髓鞘，轴突受影响相对较轻，有的伴随出血和血管壁纤维素样坏死，血管周围炎性浸润主要是巨噬细胞型。AHLE 起病急骤，预后差，其影像学改变特异性不足，脑卒中、颅内静脉窦血栓、急性播散性脑脊髓炎（ADEM）、病毒性脑炎及细菌性脑膜炎等神经系统感染性病变亦可有类似表现。中枢神经系统细菌性感染虽然也可造成脑脊液多形核细胞增多，但脑脊液内糖降低，且细菌涂片及培养多为阳性，以此可以与 AHLE 相鉴别。单纯疱疹病毒性脑炎多累及颞叶，MRI 检查时常可发现颞叶内侧面的长 T2 病灶，部分病例存在沿脑回的强化病灶，而 AHLE 颞叶常不受累；且单纯疱疹病毒性脑炎患者的脑脊液中可以发现 HSV-1 抗体增高，可以与 AHLE 相鉴别。

及时有效地抗病毒治疗可以有效降低 HSE 患者颅内出血的发生，由于 HSE 和脑出血都可以出现意识水平下降、头痛、偏瘫及脑神经麻痹等临床表现，容易造成延误诊断，因此在确诊 HSE 患者的治疗过程中，要密切观察患者意识水平等神经系统体征的变化，遇到难以用 HSE 解释的临床表现时，及时进行影像学检查，以期发现脑出血等少见并发症。

（四）诊断

影像学检查是 HSE 诊断的重要辅助手段。它能够及早发现病毒性脑炎的病灶及其侵犯范围，为早期诊断和治疗提供直观依据。目前常用的影像学检查方法主要是 MRI 和 CT。MRI 准确率及敏感性较 CT 高，但 MRI 要求患者高度配合，偶尔的抽动都会对影像质量产生较大影响，因此对于不易控制抽动的小儿，CT 是首选检查。HSE 的好发部位主要是额、颞、枕叶的近皮质区，有时可同时累及灰白质。CT 检查主要表现为病变区平扫呈低密度灶，MRI 主要表现为病变区的长 T1 及长 T2 信号。增强扫描 CT 与 MRI 呈线状及条片状强化居多。治疗后如强化的区域减少，则提示病情好转。近年来，MRI 弥散加权成像（DWI）、磁共振波谱（MRS）和磁敏感加权成像（SWI）的应用对 HSE 诊断提供了更多依据。

实验室分子生物学技术的进展为病毒性脑炎的病原学诊断提供了巨大帮助。主要病原学检查手段包括：①脑脊液抗体的测定。ELISA 是现今国际上通用的 HSV 抗体检测的方法。诊断标准为，双份脑脊液抗体有增高趋势，滴度 1 ∶ 80 以上；双份脑脊液抗体 4 倍以上升高；血与脑脊液抗体的比值＜ 40。② HSV 抗原检测。应用聚合酶链反应（PCR）技术能有效检测出脑脊液中的 HSV 特异性 DNA，具有敏感性高、特异性强、无交叉反应等特点，可作为 HSE 的早期诊断。近年来，在普通 PCR 技术的基础上，又先后发展了多元巢式 PCR、PCR 的实时荧光微芯片杂交分析和 PCR 产物的微芯片电泳分析，使诊断技术更加快速、便捷、自动化，不仅可以对 HSE 做出早期、准确的诊断，而且可以反映病情的严重程度以及治疗效果。

对于不同的致病病毒，实验室提供了以下诊断手段（表 7-4）。

表 7-4　病毒性脑炎的实验室诊断方法

病毒种属	检测手段
节肢动物病毒	血清及脑脊液特异性 IgM 抗体，脑脊液 RT-PCR
EB 病毒	病毒壳抗体 IgM、IgG 和核抗体 IgG 的血清学检测及脑脊液 PCR
HSV-1、HSV-2	脑脊液或皮肤疱疹内液体 PCR，或皮肤疱疹内液体培养
HHV-6	脑脊液 PCR
水痘 - 带状疱疹病毒	脑脊液或皮肤疱疹内液体 PCR，或皮肤疱疹内液体培养
流感病毒	呼吸道分泌物 RT-PCR
麻疹病毒	血清、脑脊液病毒 IgG，脑脊液、尿液和咽拭子 RT-PCR
非脊髓灰质炎肠道病毒	血清、脑脊液和粪便 RT-PCR，粪便或呼吸道分泌物培养
狂犬病毒	血清、脑脊液特异性病毒 IgG、IgM 抗体，唾液 RT-PCR，唾液病毒培养，颈部皮神经活检标本中寻找病毒

注：HSV，单纯疱疹病毒；HHV，人疱疹病毒

HSE 的临床诊断依据是：①口唇或生殖道疱疹史，或本次发病有皮肤、黏膜疱疹；②发热、明显精神行为异常、抽搐、意识障碍及早期出现的局灶性神经系统损害体征；③脑脊液红、白细胞数增多（白细胞≥ 5/mm^3），糖和氯化物正常；④脑电图以颞、额区损害为主的脑弥漫性异常；⑤头颅 CT 或 MRI 发现颞叶局灶性出血性脑软化灶；⑤特异性抗病毒药物治疗有效可间接支持诊断。

确诊尚需选择如下检查：①脑脊液中发现 HSV 抗原或抗体；②脑组织活检或病理发现组织细胞核内包涵体，或原位杂交发现 HSV 病毒核酸；③脑脊液 PCR 检测发现该病毒

DNA；④脑组织或脑脊液标本 HSV 分离、培养和鉴定。

在目前的医疗工作中，针对以 HSE 为代表的病毒性脑炎，在早期诊断方面仍存在一定的问题，在某些医疗机构仍然存在着诊治延误的现象，Backman 将造成诊治延误的原因归结如下（表 7-5）。

表 7-5　病毒性脑炎患者诊治延误的因素

患者临床路径	延误的表层因素	延误的深层因素
患者临床表现提示需要腰穿检查	医生对脑炎临床特征的识别	医生的专业知识及对于诊断结果的信心
决定进行腰穿检查	需要多人做出决定	医生的专业知识、医患双方的情绪、社会习俗的影响
患者进入病房或其他医疗场所准备腰穿	患者需要再次检查	医生对于诊断结果的信心、医院提供的背景与医疗资源
医疗人员到位，准备腰穿	交接班、其他工作的干扰及对腰穿重要性的认识	对腰穿能力的信心、对诊断结果的信心、医患双方的情绪
腰穿前的设备及监测准备	了解需要何种设备以及从何处得到设备	医生的专业知识
腰穿进行	技巧及其他外部因素	医生腰穿的技巧、医患双方的情绪及对于腰穿能力的信心
得到结果并制订治疗计划	谁来制订诊疗计划，等待结果并对结果进行分析	医生的专业知识及对诊断结果的信心
需要附加检查	何处进行这些检查，此处再次出现的延误	医生的专业知识及对诊断结果的信心

（五）治疗原则

早期诊断和治疗是降低本病死亡率的关键，主要包括病因治疗，辅以免疫治疗和对症支持治疗。对于大部分没有禁忌证的疑似脑炎患者，尽可能行腰穿检查，并在数小时内得到结果，以指导进一步处置。如果患者已经存在延误或患者症状恶化，则应给予阿昔洛韦治疗。对于疑似脑炎患者，即使抗菌或抗病毒治疗已经开始，也要行腰穿检查以明确病原体。单纯疱疹病毒性脑炎患者即使在抗病毒治疗开始 1 周以后，仍有 80% 可以在脑脊液中得到 PCR 阳性结果。如果 CT 检查迅速完成且没有禁忌证，腰穿要尽量在 1 ～ 2 h 之内完成。如果患者仅存在轻度意识水平下降而没有局灶性神经功能缺损，可直接行腰穿检查而不要耽误时间去做 CT 检查，如果 CT 检查要耽误几个小时，则即刻同时给予抗细菌及抗病毒治疗。对于细菌性脑膜炎，入院和治疗开始之间如果延误 6 h 以上，可能影响预后。对于单纯疱疹病毒性脑炎，入院到开始治疗之间的延误超过 2 天，将影响预后。

1．抗病毒化学药物治疗

（1）阿昔洛韦（acyclovir）：是一种鸟嘌呤衍生物，能抑制病毒 DNA 的合成，具有很强的抗 HSV 作用，可提高患者存活率并减少后遗症，应尽早使用。常用剂量为 15 ～ 30 mg/（kg・d），分 3 次静脉滴注，或每次 500 mg，每 8 h 一次，静脉滴注，连用 14 ～ 21 天。若病情较重，可延长治疗时间或再治疗一个疗程。

（2）更昔洛韦（ganciclovir）：其抗 HSV 的疗效是阿昔洛韦的 25 ～ 100 倍，具有更强、更广谱的抗 HSV 作用和更低的毒性。对阿昔洛韦耐药并有 DNA 聚合酶改变的 HSV 突变株对更昔洛韦亦敏感。用量是 5 ～ 10 mg/（kg · d），疗程 10 ～ 14 天，静脉滴注。主要不良反应是肾功能损害和骨髓抑制（中性粒细胞、血小板减少），并与剂量相关，停药后可恢复。

（3）泛昔洛韦、伐昔洛韦和喷昔洛韦：泛昔洛韦是 20 世纪 90 年代中期研制成功的开环核苷类抗疱疹病毒药物，在体内迅速转化为有抗病毒活性的化合物喷昔洛韦，后者抑制 HSV 的 DNA 合成和复制。伐昔洛韦是阿昔洛韦的前体药，进入人体后水解成阿昔洛韦。成人用量为 0. 2 g，2 次 / 日口服，一般用 7 ～ 10 天。

（4）阿糖腺苷（vidarabine）：可与病毒的 DNA 聚合酶结合，使其活性降低而抑制 DNA 合成，具有抗 HSV-1 和 HSV-2 的作用，用于治疗 HSE，也可用于治疗免疫抑制患者的水痘 - 带状疱疹病毒（VZV）感染，但对巨细胞病毒感染则无效。本品的单磷酸酯有抑制乙型肝炎病毒复制的作用。日剂量为 15 mg/kg，按 200 mg 药物 + 500 ml 输液（预热至 35 ～ 40℃）的比例配液，连续静脉滴注，疗程为 10 天。该药不良反应较大，包括消化道反应、中枢神经系统反应、骨髓抑制（白细胞、血红蛋白减少等）以及转氨酶升高，反应严重程度与剂量大小有关。因不良反应较大以及阿昔洛韦比阿糖腺苷更有效且安全性高，近年来已少用于临床。

（5）膦甲酸钠（foscarnet sodium）：为非核苷焦磷酸盐类似物，具有抗 HSV 和巨细胞病毒的活性。由于膦甲酸可选择性抑制病毒特异性 DNA 聚合酶和反转录酶，不被病毒胸苷激酶磷酸化，故对阿昔洛韦耐药的 HSV 和 VZV 感染均有效。用法为 0.18 mg/（kg · d），分 3 次静脉滴注，连用 14 天为一个疗程。其常见不良反应为消化道症状、转氨酶增高、贫血、血小板减少等，严重反应为可逆的肾功能损害。

（6）解旋酶引发体抑制剂：是最近发现的一类新的化合物，体外实验证实其可以从不同机制抑制 HSV，并且在动物实验中也确认其具有高效、低耐药的特性，成为最有希望的候选药物。

2．免疫治疗

（1）干扰素：干扰素是细胞经病毒感染后产生的一组高活性糖蛋白，具有广谱抗病毒活性，而对宿主细胞损害极小。α- 干扰素治疗剂量为 300 万～ 500 万单位，隔日 1 次。

（2）转移因子：可使正常淋巴细胞致敏而转化为免疫淋巴细胞，治疗剂量为皮下注射每次 2 ml，每周 1 ～ 2 次。

（3）肾上腺皮质激素：头颅 MRI 见脑室周围白质有散在分布的点状脱髓鞘病灶，提示存在病毒引起的变态反应性脑损害。主张大剂量激素冲击治疗，常可获得满意疗效，甲泼尼龙 800 ～ 1000 mg 加入 500 ml 葡萄糖氯化钠注射液中静脉滴注，每日 1 次，连用 3 ～ 5 天；随后改用泼尼松口服，每日 80 mg 清晨顿服，以后逐渐减量。

（4）免疫球蛋白：静脉大剂量免疫球蛋白治疗 HSE，可能与免疫抑制和免疫调节双重作用有关。每天 0.3 ～ 0.4 g/kg，连用 5 天。

3．外科治疗

HSE 合并脑出血，如果病灶偏大，往往需要急诊外科手术清除血肿，以期降低颅内压，避免海马沟回疝，及时的手术可以显著改善患者预后。

4．全身支持治疗

注意维持营养及水、电解质平衡，保持呼吸道通畅。必要时可小量输血，或给予静脉高营养或复方氨基酸，或给予大剂量免疫球蛋白静脉滴注。同时需加强护理，预防褥疮及呼吸道感染等并发症。

5．对症治疗

对症治疗包括对高热的患者进行物理降温，以及抗惊厥、镇静和脱水降颅压等，严重脑水肿的患者应早期大量及短程给予肾上腺皮质类固醇。恢复期可进行康复治疗。

HSE 的诊断需要综合考虑患者的症状、体征及各项辅助检查结果，在 HSE 患者的整个诊疗过程中，需要神经内科、神经外科、神经影像科、神经病理科积极合作，充分利用现有的医疗资源，在最短的时间内给予患者及时而正确的诊断和治疗。

（王力群　王　莉）

延伸阅读

[1] Malik A，Goyal M，Mishra NK，et al. Intracerebral haematoma formation in herpes simplex encephalitis：a case report. Australas Radiol，1997，41：303-305.

[2] Hiyama H，Tanaka Y，Kawakami T，et al. A case of fatal herpes encephalitis presenting massive cerebral hematoma. No Shinkei Geka，2001，29：271-276.

[3] Plantinga EG，Vanneste JA. Mild herpes simplex encephalitis worsening despite acyclovir treatment. J Neurol，2001，248：237-238.

[4] Biswas A，Das SK，Roy T，et al. Acute intracerebral haematoma—an unusual presentation of herpes simplex encephalitis. J Assoc Physicians India，2004，52：69-71.

[5] Argyriou AA，Tsota I，Solomou E，et al. Intracerebral haemorrhage as a rare complication of HSV-1 meningoencephalitis：case report and review of the literature. Scand J Infect Dis，2006，38：63-66.

[6] Shelley BP，Raniga SB，Al-Khabouri J. An unusual late complication of intracerebral haematoma in herpes encephalitis after successful acyclovir treatment. J Neurol Sci，2007，252：177-180.

[7] Li JZ，Sax PE. HSV-1 encephalitis complicated by cerebral hemorrhage in an HIV-positive person. AIDS Read，2009，19：153-155.

[8] Takeuchi S，Takasato Y. Herpes simplex virus encephalitis complicated by intracerebral hematoma. Neurol India，2011，59：594-596.

[9] Rodríguez-Sainz A，Escalza-Cortina I，Guio-Carrión L，et al. Intracerebral hematoma complicating herpes simplex encephalitis. Clin Neurol Neurosurg，2013，115：2041-2045.

[10] Kyle Mueller，Joshua E. Ryan，Alex Tai，et al. Delayed temporal lobe hemorrhage after initiation of acyclovir in an immunocompetent patient with herpes simplex virus-2 encephalitis：a case report. Cureus，2017，9（1）：e980. DOI 10.7759/cureus. 980

[11] Safain MG，Roguski M，Kryzanski JT，et al. A review of the combined medical and surgical management in patients with herpes simplex encephalitis. Clin Neurol Neurosurg，2015，128：10-16.

[12] Jouan Y，Grammatico-Guillon L，Espitalier F，et al. Long-term outcome of severe herpes simplex encephalitis：a population-based observational study. Crit Care，2015，19：345.

[13] Harada Y，Hara Y. Herpes simplex encephalitis complicated by cerebral hemorrhage during acyclovir therapy. Intern Med，2017，56：225-229.

[14] Fukushima Y，Tsuchimochi H，Hashimoto M，et al. A case of herpetic meningoencephalitis associated with massive intracerebral hemorrhage during acyclovir treatment：a rare complication. Neurological Surgery，2010，2：171-176.

[15] Cong Y，Baker ML，Jakana J，et a1. 4.0-A resolution eryo-EM structure of the mammalian chaperonin TRiC/CCT reveals its unique subunit arrangement. Proc Nail Aead Sei USA，2010，11：4967-4972.

[16] Levy HC，Bostina M，Filman DJ，et a1. Catching a virus in the act of RNA release：a novel poliovirus uncoating intermediate characterized by eryo-electron microscopy. J Virol，2010，84：4426-4441.

[17] Greenlee JE. Encephalitis and postinfectious encephalitis. Continuum，2012，8（6）：1271-1289

[18] Lucchinetti CF，Guo Y，Popescu BF，et a1. The pathology of an autoimmune astrocytopathy：lessons learned from neuromyelitis optica. Brain Pathol，2014，24（1）：83-97.

[19] Popescu BF，Bunyan RF，Guo Y，et a1. Evidence of aquaporin involvement in human central pontine myelinolysis. Acta Neuropathol Commun，2013，1（1）：40.

[20] 黄艺婧，徐平．病毒性脑炎诊断技术的进展．中国神经免疫学和神经病学杂志，2013，20（2）：141-142.

[21] 张莹，洪涛．电子显微镜技术在病毒结构及形态研究中的应用．中华实验和临床病毒学杂志，2010，24（3）：240-241.

[22] 任宁，陈荣杰，徐小林．急性出血性白质脑炎的诊断及治疗研究进展．山东医药，2015，55（19）：95-98.

[23] Venkatesan A，Tunkel AR，Bloch KC，et al. Case definitions，diagnostic algorithms，and priorities in encephalitis：consensus statement of the international encephalitis consortium. Clin Infect Dis，2013，57：1114-1128.

[24] Sharma S，Mishra D，Aneja S，et al. Consensus guidelines on evaluation and management of suspected acute viral encephalitis in children in India. Indian Pediatr，2012，49：897-910.

第 8 章　原发性辅酶 Q10 缺乏症

病例 8

【主诉】

患者，男性，25 岁，反复癫痫发作 3 年，走路不稳 2 年。

【现病史】

患者 3 年前开始反复出现突发意识丧失或愣神，双上肢肌阵挛，头部后仰，持续数秒钟后自行缓解，偶伴小便失禁，意识恢复后，对发作过程无记忆，每天发作 1 ~ 3 次不等，每次发作无明确诱因，于外院诊断为“癫痫”，给予口服药物治疗（药品名称、剂量不详），无明显疗效。2 年前开始出现走路不稳，容易绊倒，言语不清，记忆力逐渐下降，性格改变，由活泼好动转变为沉默寡言。

【既往史、个人史及家族史】

患者无其他疾病病史。爷爷自 40 岁开始反复癫痫发作，记忆力下降；父亲、母亲和哥哥健康。

【神经系统专科查体】

- 精神智能状态：神志清楚，构音障碍，认知能力下降，简易精神状态检查量表（MMSE）评分 23 分（高中文化程度）。
- 脑神经
  - Ⅰ：未查。
  - Ⅱ：双眼视力粗测正常。
  - Ⅲ、Ⅳ、Ⅵ：双侧瞳孔等大等圆，直径为 3 mm，直接及间接对光反射灵敏，眼球各向运动到位，未见明显眼震。
  - Ⅴ：面部感觉对称存在。
  - Ⅶ：双侧额面纹对称，闭目有力。
  - Ⅷ：双耳听力正常。
  - Ⅸ、Ⅹ、Ⅺ、Ⅻ：双侧软腭上抬对称，咽反射存在，伸舌居中，舌肌未见萎缩及纤颤。
- 运动系统：四肢肌肉无萎缩，肌张力正常，四肢肌力 5 级。
- 共济运动：双侧指鼻试验辨距不良，快速轮替动作笨拙，双上肢意向性震颤，双侧跟膝胫试验欠稳准。
- 步态：未见明显异常。
- 反射：四肢腱反射（++），双侧 Babinski 征未引出。

- 感觉系统：未见明显异常。
- 脑膜刺激征：阴性。

【辅助检查】

1．实验室检查

（1）尿液分析无蛋白尿和血尿，尿微量蛋白分析包括白蛋白、转铁蛋白、免疫球蛋白 G、α_1 微球蛋白、α_2 巨球蛋白均在正常范围。

（2）肝功能、血脂、肌酐和尿素氮均正常。

（3）血氨基酸、肉碱和尿有机酸谱检查未见明显异常。

2．脑电图检查

安静闭目时基本节律以双侧枕区 9 ～ 10 Hz 的 α 节律为主，波幅高度为 10 ～ 80 mV，调频幅欠佳，睁眼 α 波抑制不完全。全导可见单发的棘波、棘慢复合波。

3．影像学检查

（1）头 MRI：脑萎缩，以脑桥及小脑萎缩明显（图 8-1）。

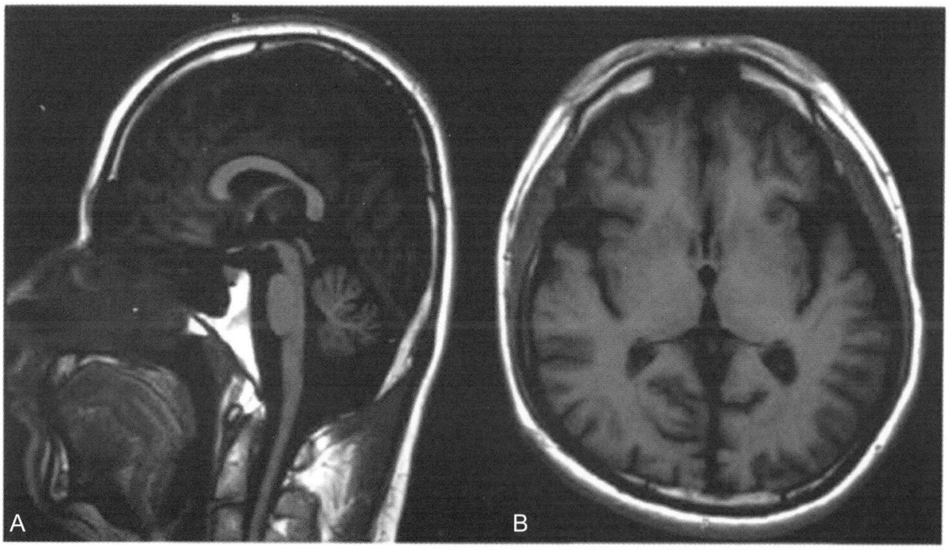

图 8-1　头颅 MRI 检查。A．T1 加权像矢状位显示脑干、小脑萎缩，脑池扩大；B．T1 加权像轴位显示外侧裂增宽

（2）心脏彩超：心脏结构正常。

（3）腹部彩超：肝、胆、胰、脾、双肾未见明显异常。

4．肌肉组织活检

右侧股四头肌活检，肌肉组织分为三部分：①部分肌肉标本冰冻切片，苏木精 - 伊红染色可见少许变性坏死肌纤维，改良 Gomori 染色未见破碎红纤维，两型肌纤维胞质内可见大量类脂质物质沉积，以 I 型肌纤维为著。②部分肌肉组织戊二醛固定，塑料包埋，超薄切片，电镜下见肌原纤维间大量脂质颗粒，线粒体结构异常，未见包涵体结构（图 8-2）。③使用高效液相色谱法测定部分新鲜肌肉组织辅酶 Q10（CoQ10）浓度，检测值为 11 mg/g［正常对照为（32±12）mg/g］。

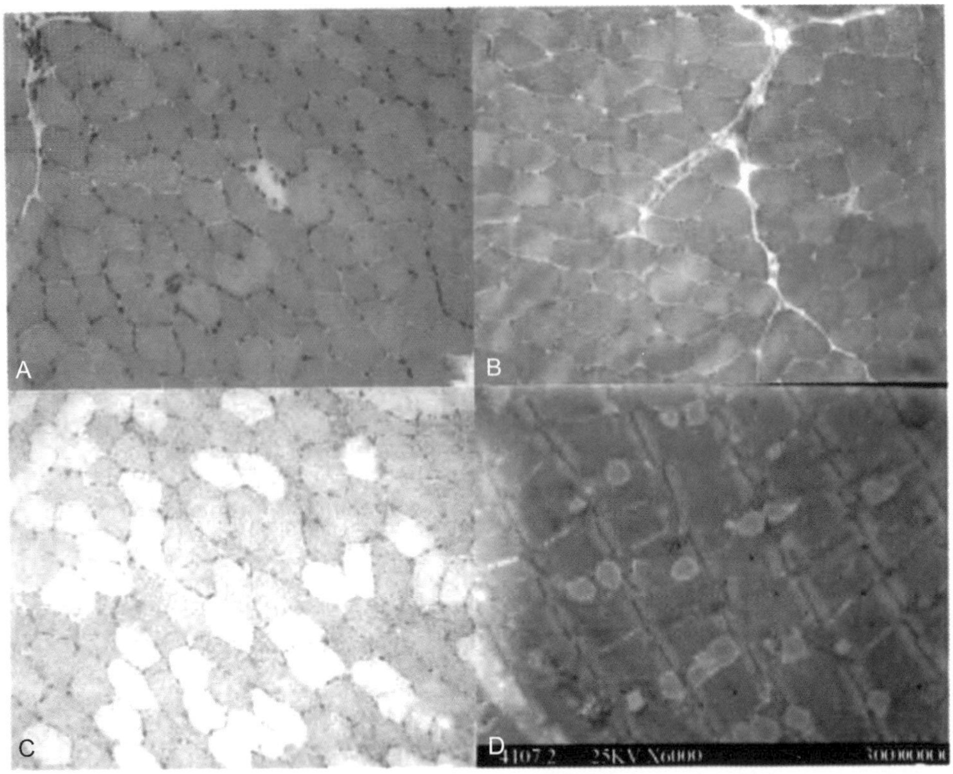

图 8-2（见书后彩图）　患者肌肉病理改变。**A**．苏木精 - 伊红染色可见少许变性坏死肌纤维；**B**．改良 **Gomori** 染色未见破碎红纤维；**C**．油红染色两型肌纤维胞质内大量类脂质物质沉积，以 Ⅰ 型肌纤维为著；**D**．电镜下可见肌原纤维之间大量脂质颗粒，线粒体结构异常

5．基因检测

采用癫痫及相关发作性疾病靶向基因的第二代高通量基因分析（北京康旭医学检验所，靶向基因检测包含 470 个基因），发现辅酶 Q10 生物合成相关基因 *COQ2* 存在 2 个杂合突变：c.973 A ＞ G，p.Thr325Ala；c.1178 T ＞ C，p.Val393Ala。通过一代 Sanger 基因测序技术对患者父母和哥哥进行验证发现，c.973 A ＞ G，p.Thr325Ala（来自母亲）；c.1178 T ＞ C，p.Val393Ala（来自父亲）（图 8-3）；患者哥哥基因检测未发现异常突变。

【诊疗经过】

给予补充辅酶 Q10，1500 mg/d（30 mg/kg）；左旋肉碱 2 g/d；同时给予抗癫痫药物左乙拉西坦，3000 mg/d，分 2 次给药。定期随访 1 年，患者认知能力改善，最后一次复查 MMSE 评分 28 分，动作协调性、构音障碍等症状明显改善，癫痫症状得到控制。复查脑电图示背景活动为 9 ～ 11 Hz 的 α 波，调节差，双侧额叶、前中颞叶散在中等波幅慢波。

【讨论】

辅酶 Q10（coenzyme Q10，CoQ10）是一种重要的人类内源性泛醌，属于脂溶性物质，几乎存在于所有细胞膜，并具有重要的代谢功能，主要在线粒体内膜合成。除了在线粒体呼吸链中发挥传递电子的重要作用外，CoQ10 还具有多种细胞功能。

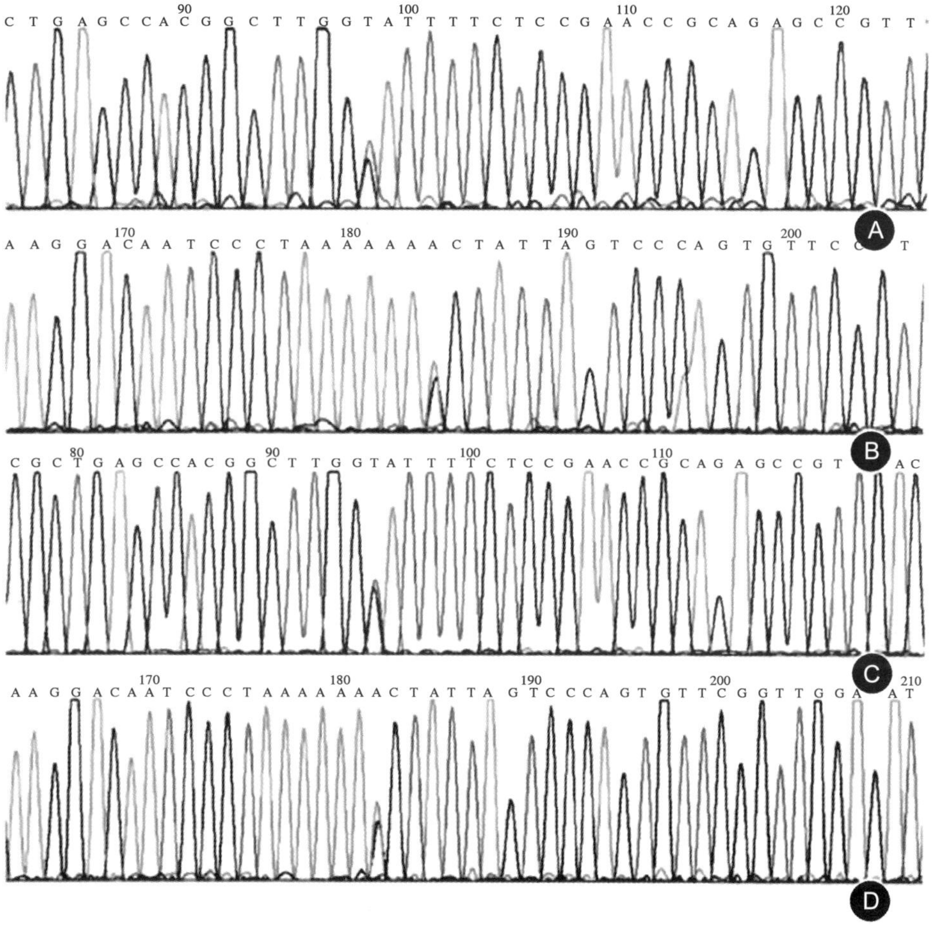

图 8-3　原发性 CoQ10 缺乏症患者 *COQ2* 基因分析。A．患者 c.973 A > G，p.Thr325Ala；B．患者 c.1178 T > C，p.Val393Ala；C．患者母亲 c.973 A > G，p.Thr325Ala；D．患者父亲 c.1178 T > C，p.Val393Ala

CoQ10 又称癸烯醌、泛醌和维生素 Q10，化学名为 2,3- 二甲基 -5- 甲基 -6- 癸异戊烯基苯醌，是脂溶性维生素类似物，它参与线粒体氧化磷酸化与 ATP 的产生过程，调控细胞氧化还原环境，在电子穿膜过程中 CoQ10 携带还原电子进入囊泡或带出胞外，并参与内膜和质膜的质子梯度的形成。1957 年，美国的 Crane 教授在牛心脏线粒体中发现了 CoQ10。同年英国的 Morton 教授从维生素 A 缺陷的小鼠肝中也得到了这种化合物，并将其命名。1972 年，意大利的 Littarru 教授证明缺乏 CoQ10 是引发心脏病等疾病的原因之一。1977 年，日本实现了微生物工业化生产 CoQ 类化合物。1978 年，Mitchell 教授用化学渗透理论解释了在生物能量转移包括在能量转换系统中 CoQ10 起重要的质子转移作用。1990 年，Folkers 教授的研究表明 CoQ10 具有类维生素性质。在日本及欧洲国家，关于 CoQ10 的基础研究和临床研究已广泛深入地展开。CoQ10 及其生理特性 CoQ 类化合物在自然界分布广泛，存在于许多动物、植物和微生物中，目前已发现的 CoQ 类化合物包括 CoQ1 至 CoQ10。

人体内存在的是 CoQ10，它具有由 10 个类异戊二烯单元组成的侧链。不同物种的 CoQ 系列是由聚异戊二烯侧链长度决定的，而侧链长度则由聚异戊二烯焦磷酸合成酶所催化的反应决定。CoQ10 是以 2,3- 二甲氧基 -5- 苯醌为核心的醌类化合物，醌环是功能中心，侧链使化合物锚定在细胞膜内侧，2 个甲基和甲氧基基团与酶的专一性相关，在整个醌环取代反应中不能存在硫醇基团，例如谷胱甘肽、硫辛酸。CoQ10 是电子传递链中的脂溶性化合物，在人体中主要分布于亲脂性组织中。它的醌环中苯醌的羟基取代基使它倾向于极性，而结构中的聚异戊二烯侧链使它在疏水环境中具有较低的自由能，能在线粒体内膜中迅速扩散。CoQ10 的醌环具有典型的烯烃和羰基化合物的特征性反应。此外，它在细胞中具有氧化型醌、还原型醌和自由基半醌的形态。对 CoQ10 在细胞内与生物膜脂双分子层的相位改变进行热量扫描，表明 CoQ10 定位在生物膜脂双分子层疏水环境中心的独立空间，CoQ10 之间通过醌环亚层电子的范德华力相连，分散在生物膜脂双分子层内，并以与膜平行的平面为轴旋转。还原型 CoQ10 的分子极性大于氧化型，穿透生物膜的能力强于氧化型 CoQ10。CoQ10 是能量代谢活跃组织的必需成分，它集中在组织细胞中的线粒体，处于复合体Ⅰ和复合体Ⅱ之间，主要作用是在电子传递链中氧化还原物质之间转移电子，以此产生穿过生物膜的电子梯度。CoQ10 从复合体Ⅰ和复合体Ⅱ接受氢，将质子释放至线粒体基质内，电子传递给细胞色素，通过这一过程促进氧化磷酸化及电子的主动转移，由此形成机体能量贮存的主要物质 ATP，并通过减少心肌 AMP 损失提高 ATP 水平，减少钙离子流失，稳定细胞膜及维持钙离子通道完整性。

研究结果显示，CoQ10 能有效降低人体内过氧化脂质丙二醛的含量，并提高超氧化物歧化酶（SOD）和谷胱甘肽过氧化物酶（GSH-Px）的活性，说明 CoQ10 对人体具有抗氧化作用。氧化应激是自由基在体内产生的一种负面作用，是导致衰老和疾病的一个重要因素。CoQ10 是有效的抗氧化剂和自由基清除剂，可以减缓氧化应激带来的危害。Othman 观察了 CoQ10 用于治疗血吸虫诱导肝产生的氧化应激以及辅助吡喹酮治疗肝纤维化的效果，结果发现经过 CoQ10 治疗后，肝的氧化应激和肝功能都有所改善，氧化应激标志物明显减少，而且联合吡喹酮使用显著改善了肝中的氧化还原状态，肝纤维化得到明显的抑制。

氧化应激与线粒体功能障碍互为因果，恶性循环。氧化应激产生的大量自由基可损伤线粒体复合体Ⅰ，另一方面，线粒体复合体Ⅰ的抑制导致更多自由基生成。线粒体功能障碍涉及的疾病相当广泛，包括糖尿病、神经退行性疾病、脓毒性休克、心肌缺血 - 再灌注损伤以及老年退化性疾病等。因此保护线粒体功能、防止其功能障碍的发生，将有助于这些疾病的治疗。外源性 CoQ10 能改善病变组织的 CoQ10 缺乏，CoQ10 可以穿过血脑屏障，减少由于细胞脂质过氧化损伤引起的细胞凋亡，或者通过稳定细胞膜结构，维持钙离子通道的完整性以减少细胞损伤，减缓多巴胺对线粒体的损伤，从而最终起到保护神经的作用。

CoQ10 可以抑制细胞凋亡，其作用机制可能是：①直接保护线粒体 DNA。在氧化应激状态下，CoQ10 可以直接清除氧自由基，激活碱性酪氨酸激酶，阻止氧化导致的线粒体 DNA 缺失突变，阻断线粒体损伤与自由基产生的恶性循环，维持整个呼吸链的完整性，从而减少凋亡细胞的数量。②抑制线粒体去极化。CoQ10 可不依赖于自由基清除剂和呼吸链辅酶特性，而是通过与线粒体渗透性转换通道（permeability transition pore，PTP）结合，抑制 PTP 开放，阻止线粒体去极化及释放细胞色素 C，减少 Caspase 9 的激活，有效减少细胞凋亡。③辅酶 Q10 还能够通过增加 ATP 的产生效率，使细胞凋亡和死亡信号衰减，减少细胞的凋亡与死亡。

CoQ10 作为可逆性的递氢体参与质子与电子的传递，影响某些酶的活性，是细胞自身的天然抗氧化剂，是细胞代谢的激活剂，故具有保护和恢复生物膜结构的功能；同时，它可使有毒的过氧化物还原成无毒性的羟基化合物，并使 H_2O_2 分解，不受毒性氧的损害，从而保护了细胞膜结构和功能的完整性。

CoQ10 的主要来源是细胞内自身合成，少部分来自食物。其生物合成过程很复杂，不同的生物合成酶或调节蛋白缺陷可能会导致不同的临床综合征。CoQ10 缺乏症可分为原发性缺乏和继发性缺乏两种：原发性 CoQ10 缺乏是由于与 CoQ10 生物合成相关的基因发生突变所致，较为罕见；而继发性 CoQ10 缺乏是与 CoQ10 生物合成不相关的基因发生突变（或非基因因素）所致，如纤维性肌痛。相对原发性缺乏症，继发性 CoQ10 缺乏更加常见。原发性 CoQ10 缺乏症是一种常染色体隐性遗传疾病，其临床疾病谱至少包括 6 种不同的临床表型，这说明该病具有遗传异质性，可能与累及 CoQ10 生物合成的多种环节有关。其主要的临床表型包括：①脑肌病，表现为复发性肌红蛋白尿、脑病和破碎红纤维三联征；②严重的婴儿多系统病变；③小脑性共济失调；④ Leigh 综合征伴生长迟滞、共济失调及耳聋；⑤孤立性肌病；⑥肾病。早期口服补充 CoQ10 后相关临床症状可有一定程度改善。因此，早期诊断对此类患者的预后具有至关重要的影响，而基因检测对理解该病的发病机制及启动早期治疗都具有重要意义。

辅酶 Q10 缺乏症

（一）临床表现

CoQ10 缺乏症是一组具有明显临床和遗传异质性的疾病。哥伦比亚大学报道的 149 例患者中，4 例为脑肌病，14 例为孤立性肌病，17 例为婴儿多系统病变，11 例为肾病（伴或不伴感音神经性耳聋），94 例为小脑性共济失调，9 例为不典型症状。患者主要在儿童期起病（< 13 岁，82%），另外婴儿期起病者占 23%（< 12 个月），青少年期起病者占 7%（13 ~ 18 岁），成人期起病者占 11%（> 18 岁）。死亡率较低（8%），死亡病例主要分布于婴儿多系统病变型和肾病型 CoQ10 缺乏症患者中。

脑肌病型主要表现为线粒体肌病、复发性肌红蛋白尿和脑病三联征。脑肌病型的患者最显著的特征是全身无力、运动不耐受和复发性肌红蛋白尿（有些患者无肌红蛋白尿）。所有患者都存在近端肢体无力。脑病有多种表现形式，痫性发作最常见，也可以有认知损害或小脑症状。神经病学相关症状还包括小脑性共济失调、精神发育迟滞、运动发育延迟、进行性眼外肌麻痹和眼睑下垂。

婴儿多系统病变型最常见的表现形式为脑病与肾病的组合。Rotig 等人最初报道了多发醌依赖性酶缺乏所致 CoQ10 缺乏症，患者主要表现为色素性视网膜炎、视神经萎缩、双侧感音神经性耳聋、肾病综合征、进行性共济失调及心肌病。Rahman 等报道的患者由于存在肾小管疾病和心室肥厚，主要表现为低体温、乳酸酸中毒、大脑及小脑萎缩和发育迟滞。也有病例报道主要表现为肾小球硬化所致的肾病综合征、肌张力降低、精神运动发育迟滞、痫性发作、卒中样发作及大脑和小脑萎缩。婴儿起病型的患者 CoQ10 缺乏不仅存在于骨骼肌，还存在于其他组织和细胞中，包括皮肤成纤维细胞。该表型的相关神经病学症状包括：精神运动倒退、共济失调、肌张力降低、痫性发作、锥体系统症状、视神经萎缩、视网膜病变、耳聋及 Leigh 综合征。肾受累主要为肾病综合征，有时为肾小管病变，有些患者需行肾移植治疗。此外，还可能有心、肝、胰受累的情况，肥胖也可见于部分患者。该表型患者约 65% 在婴儿早期死亡，死亡原因包括机会性感染、肾衰竭、脑病和多器官功能衰竭。

小脑性共济失调是 CoQ10 缺乏症最常见的表现。小脑性共济失调和小脑萎缩几乎见于所有患者。癫痫也是常见症状，其他症状还包括锥体束征、精神发育迟滞、肌病性无力和运动发育迟滞。除了个别患者在成年期发病外，绝大多数都在儿童和青少年期发病。肌肉活检未见破碎红纤维和脂质沉积，CoQ10 含量在皮肤成纤维细胞内中度下降。其他可能的伴随症状包括周围神经病、偏头痛、精神病、运动不耐受、肌张力降低、上运动神经元症状、肌张力障碍、舞蹈症、眼睑下垂、眼外肌麻痹、色素性视网膜炎、视神经萎缩、耳聋、脂肪瘤、Dandy-Walker 综合征、胼胝体发育不全、性腺功能低下及其他内分泌问题、低白蛋白血症和高胆固醇血症。

孤立性肌病的主要表现是亚急性起病的运动不耐受和近端肢体无力，还可以有肌红蛋白尿、运动不耐受、痛性痉挛和肌痛等症状。可以在任何年龄起病，所有患者都存在肌肉内的脂质沉积和破碎红纤维，以及血乳酸和肌酐增高。呼吸链酶学分析提示不同表型患者可以分别表现为线粒体复合体Ⅰ＋Ⅲ或Ⅱ＋Ⅲ活性下降。

肾病型 CoQ10 缺乏症主要表现为早期起病的孤立性激素抵抗性肾病综合征，可以为肾小球病变型或局灶节段性肾小球硬化。与 CoQ10 生物合成有关的基因 *COQ6* 突变可能会导致肾病型患者伴发耳聋的症状。

不典型病例报道较少，两个成人姐妹表现为儿童期起病的 Leigh 综合征、生长迟滞、幼稚、共济失调、耳聋及乳酸酸中毒。1 个 4 岁的摩洛哥裔女孩表现为心脸皮肤综合征（cardiofaciocutaneous syndrome，CFC），两位不相关的患者表现为新生儿低张力和婴儿痉挛，两位葡萄牙裔姐妹在 4 岁出现运动不耐受、疲劳、复发性头痛、身材矮小、耳聋、视网膜病及精神发育迟滞。还有报道一个成年男性表现为小脑性共济失调，伴轻度肌酸激酶（CK）增高，但脑部 MRI 检查正常。

（二）基因检测

原发性 CoQ10 缺乏症是由于 CoQ10 生物合成的相关基因发生突变所致。继发性 CoQ10 缺乏症是与 CoQ10 生物合成不相关的基因突变或非基因因素所致，如 *APTX* 基因突变，可导致共济失调和眼外肌失用；*ETFDH*（电子转移黄素蛋白脱氢酶基因）突变，可导致孤立性肌病；*BRAF* 基因突变可导致 CFC 综合征。

CoQ10 生物合成的相关基因称之为 *COQ*，这些基因最初是以酵母菌为模型进行研究的，目前人类的相关基因也获得了确认。*COQ* 相关基因的命名顺序（*COQ1*、*COQ2*、*COQ3* 等）与 CoQ 生物合成的路径顺序无关，只表明了基因确认的顺序。在人类，至少有 13 个基因参与 CoQ10 生物合成。仅有部分 *COQ* 基因产物直接催化 CoQ10 的生物合成反应，其他基因产物需要形成多酶复合物，用于 CoQ10 的转运和合成调节。

目前已经发现至少有 8 种基因突变与原发性 CoQ10 缺乏症相关，它们导致了多种临床表型出现。即便是同一个基因突变也可以导致明显不同的临床表型（表 8-1）。

表 8-1　*COQ* 基因突变所致人类疾病

基因	临床表现	起病	治疗反应
PDSS1	轻度精神发育迟滞，巨颅，轻度乳酸酸中毒，周围神经病，网状青斑，视神经萎缩，心瓣膜病	儿童早期	无数据
PDSS2	激素抵抗性肾病综合征，Leigh 综合征，癫痫，脑肌病伴共济失调，耳聋，色素性视网膜炎	新生儿到儿童早期	++++
COQ2	致命性新生儿多系统病变，乳酸酸中毒，Leigh 综合征，癫痫，心肌肥厚，眼震，激素抵抗性肾病综合征，MELAS 样脑肌病，卒中样发作，耳聋，色素性视网膜炎，成人起病的多系统萎缩	新生儿到 70 岁	++++
COQ4	脑肌病	儿童早期	++++
COQ6	激素抵抗性肾病综合征，耳聋，癫痫	儿童早期	++++
ADCK3	小脑性共济失调，脑病，癫痫，肌张力障碍，痉挛	儿童早期到 20 岁	+/–
ADCK4	激素抵抗性肾病综合征，轻度精神发育迟滞	儿童早期到 20 岁	++++
COQ9	致命性新生儿多系统病变，乳酸酸中毒，脑肌病	新生儿	+

大部分病例提示 CoQ10 缺乏症为常染色体隐性遗传模式。除了 2007 年 Gempel 报道的病例外，尚未发现孤立性肌病患者存在 *ETFDH* 基因突变，这说明该表型可能与其他基因突变有关。

大部分婴儿多系统病变型患者为遗传学确诊的原发性 CoQ10 缺乏症。在哥伦比亚大学报道的系列病例中，有 3 例 *COQ2* 基因突变，1 例 *PDSS2* 突变，1 例 *COQ9* 突变，2 例 *PDSS1* 突变和 3 例 *COQ6* 突变。有 2 例孤立性肾病综合征患者也为 *COQ2* 突变，这说明 *COQ2* 突变既可以表现为婴儿多系统病变综合征，也可以表现为孤立性肾病。对于这种表型分离现象有 3 种可能的解释：第一，表型变异可能来源于基因或环境修饰；第二，孤立性肾病患者在未来可能发展为多系统病变；第三，对于仅表现出肾病的患者 CoQ10 治疗可能通过预防神经系统并发症而改变本身的临床病程。其他研究中，9 例 *COQ6* 突变的患者主要表现为肾受累（肾病综合征和肾结石）和感音神经性耳聋。有 22 例表现为青少年起病的小脑性共济失调的原发性 CoQ10 缺乏症患者是由于 *ADCK3* 基因发生突变所致。12 例继发性 CoQ10 缺乏症患者为 *APTX* 基因突变。但是大部分小脑性共济失调和 CoQ10 缺乏症的患者仍缺乏分子诊断。

大部分患者 CoQ10 生物合成缺陷的准确部位和特性都不清楚。因为 CoQ10 生物合成本身就非常复杂且未完全研究透彻，而分子遗传学缺陷的特点也并不明了。

Rotig 等人在患者成纤维细胞中发现了常规未检出的 CoQ10 和低水平的十异戊二烯焦磷酸盐（一种 CoQ10 侧链合成中间产物），这提示十异戊二烯侧链合成缺陷，但未发现任何 *COQ1* 基因（编码反异戊烯转移酶，用于合成十异戊二烯焦磷酸盐）cDNA 的突变。

在两个婴儿型 CoQ10 缺乏症家系中报道了 *COQ2* 基因的纯合子错义突变［Y297C，该基因可编码对羟基苯甲酸（PHB）聚戊烯醇转化酶，该酶介导苯醌环与十异戊二烯侧链的结合］。在 3 个小脑性共济失调伴 CoQ10 缺乏的家系中发现了能够导致共济失调伴眼球运动失用症 1 型（ataxia-oculomotor-apraxia 1，AOA1）的 *APTX* 基因终止子纯合突变，这一发现支持了共济失调型是一组遗传异质性疾病的假说。由*APTX*编码的Aprataxin蛋白是组氨酸三聚体超家族成员，它可能参与了细胞核单链DNA的断裂修复。虽然Aprataxin与CoQ10调节间缺乏明显关联，但在补充CoQ10后患者临床症状改善提示CoQ10缺乏在AOA1致病中发挥了重要作用。有趣的是，CoQ10和胆固醇具有共同的生物合成途径。

（三）诊断

对于存在如下几种情况者，需要考虑CoQ10缺乏症的可能：①激素抵抗性肾病综合征且不伴有Nephrin或Podocin突变者，特别是还存在耳聋或其他中枢神经系统症状者；②表现为线粒体脑肌病，特别是复合体Ⅰ+Ⅲ和Ⅱ+Ⅲ活性下降者；③不能解释的共济失调者；④亚急性起病的运动不耐受和肌无力或肌肉活检中存在脂质聚集；⑤存在染色体9q34重排者。

对于疑似CoQ10缺乏症患者的初始生化评价需要进行血乳酸测定，但血乳酸水平正常不能排除CoQ10缺乏。肌肉活检常提示线粒体增殖或脂滴聚集，但也可以正常或仅有非特异性改变。

呼吸链复合体生化活性降低，特别是肌肉中的复合体Ⅰ+Ⅲ（NADH：细胞色素C氧化还原酶）和复合体Ⅱ+Ⅲ（琥珀酸：细胞色素C氧化还原酶）活性降低提示CoQ10缺乏，但当酶的功能轻度缺陷时其活性可能是正常的。皮肤成纤维细胞中上述酶活性的降低及CoQ10缺乏是诊断CoQ10缺乏症的重要确认信息。但肌肉中线粒体呼吸酶活性和CoQ10水平正常并不能排除CoQ10缺乏症。使用高效液相色谱直接检测骨骼肌中的CoQ10是最准确的诊断方法。血浆CoQ10浓度测定受食物摄入影响很大，并不可靠。周围血单核细胞内CoQ10测定仅用于少数患者，其结果与肌肉CoQ10测定结果的相关性并不清楚，尚需大规模队列研究进一步评估其实用性。

不同临床亚型其形态学和生物化学发现也有所不同。在脑肌病、肌病及婴儿多系统病变型患者中，典型的肌肉活检结果显示异常线粒体增殖［破碎红纤维或过度的琥珀酸脱氢酶（SDH）生化活性］、脂质聚集、呼吸链酶复合体Ⅰ+Ⅲ和Ⅱ+Ⅲ生化活性下降、肌肉CoQ10含量降低。但成纤维细胞内CoQ10水平并不确定。

在两个孤立性肾病的患者中，CoQ10水平和呼吸链酶复合体活性在成纤维细胞或肌肉中有所下降。在行肌肉活检的患者中观察到了破碎红纤维样改变。

在共济失调型患者中，肌肉活检显示线粒体增殖、环氧化酶（COX）阴性纤维或脂质聚集（15/49），线粒体呼吸链酶复合体活性降低（27/51）。肌肉中CoQ10水平降低，但成纤维细胞中仅有部分降低（18/30）。

（四）治疗

CoQ10缺乏症患者对补充外源性CoQ10的治疗反应各异。推荐的口服补充量为成人每日达2400 mg，儿童达30 mg/(kg·d)，分2次服用。

脑肌病患者给予治疗后肌肉症状可获改善。部分患者痫性发作也可缓解，肌酸激酶、乳酸水平恢复正常，肌肉活检CoQ10水平正常。而不少患者会出现小脑性共济失调。

纯肌病患者给予CoQ10治疗后症状改善，但有些*ETFDH*突变患者仅在添加核黄素（100 mg/d）后才有改善。

在一些婴儿多系统病变型患者中，补充CoQ10可以阻止脑病进展并改善肌病症状。1例

纯合子 *COQ2* 突变患者，给予补充治疗后神经系统症状获得改善，但肾病无明显改善，最终行肾移植治疗。但是该患者的妹妹表现为孤立性肾病，给予 CoQ10 治疗后肾功能进行性恢复，尿蛋白降低且无神经系统症状出现。相反，1 例纯合子 *COQ9* 突变的患者，给予治疗后血乳酸水平降低，但神经系统及心脏功能加重，2 年后死亡。类似的，尽管给予治疗，但 1 例 *PDSS2* 突变患者仍然出现难治性癫痫并于 8 月龄时死亡。另有文献报道 2 例 *COQ6* 基因突变患者给予 CoQ10 治疗后尿蛋白均下降，但仅有 1 例听力症状改善。

补充 CoQ10 对于小脑性共济失调患者的效果也是多样化的。3 例 *ADCK3* 基因突变的患者仅有轻度临床症状改善，但另外 7 个具有相同突变基因的患者无任何症状改善，其他患者虽有显著的肌肉症状改善但却出现震颤、肌阵挛、小脑萎缩等症状。在 3 个 *APTX* 基因突变的家系中，补充 CoQ10 能明显改善行走能力，但仅有一人的癫痫发作获得改善。其他 *APTX* 突变患者在治疗后无任何症状改善。在近期报道的病例显示补充 CoQ10 后肌肉症状改善，但神经系统症状和体征均无明显改善。

在临床不典型的 CoQ10 缺乏症患者中，2 例 Leigh 综合征姐妹和 1 例心脸皮肤综合征（CFC）患者的症状在补充 CoQ10 后均有改善。但 1 例表现为新生儿低张力和婴儿痉挛的患者对治疗无效。

因为 CoQ10 具有极度疏水性，口服生物利用度很低，仅有少量口服药物可以到达血液循环系统，而能够到达线粒体的 CoQ10 含量则更低，因此需要高剂量长期补充。补充 CoQ10 获益的证据是在体外实验中经由生物化学和组织病理学研究获得的。但是，一般情况下当肌肉病变在临床和生化指标方面好转时，脑部症状仅有部分改善。这种差异可能是因为在治疗前已经出现了不可逆的结构性脑损害，也可能是血脑屏障对 CoQ10 的通透性太低所致。口服补充 CoQ10 后血浆浓度增高在人类和动物研究中均有明确报道，但是早期研究曾质疑 CoQ10 能否在组织中聚集，在一个针对 45 天龄啮齿类动物的研究中发现口服 CoQ10 后其脑组织中浓度无变化或仅有微量变化，这可能是幼年动物对 CoQ10 水平进行精细调控或补充后细胞膜 CoQ10 饱和所致。相比而言，给予 12 ～ 24 月龄的大鼠极高剂量的 CoQ10［200 mg/(kg · d)］可以显著增高其脑中 CoQ10 的含量。一个关于 CoQ10 在脑内区域分布的研究显示，16 周龄大鼠口服中等剂量外源性 CoQ10［20 mg/(kg · d)］，并未发现皮质及纹状体 CoQ10 含量有显著变化，且小脑是所有脑区中 CoQ10 含量最低的部位。如果 CoQ10 在人类大脑中的区域化分布模式与大鼠类似，那么小脑可能就是病理性 CoQ10 缺乏最容易受累的部位。作为抗氧化剂，CoQ10 必须以还原形式存在，但正常情况下大脑中仅有 20% 的脂质是还原形式。脑中高比例的氧化型 CoQ10 可以反映组织中的高氧耗状态，导致抗氧化剂需求增加。因此，CoQ10 可能是另外一种维生素 E 缺乏所致遗传性共济失调的表现形式。

氧化损伤和线粒体功能障碍常在帕金森病（Parkinson disease，PD）、阿尔茨海默病（Alzheimer disease，AD）和弗里德赖希共济失调（Friedreich’s ataxia，FRDA）等神经变性疾病中共存。临床前研究提示 CoQ10 可以保护黑质纹状体多巴胺能系统，高剂量 CoQ10（1200 mg/d）治疗 16 个月可以延缓 PD 进展。给予 10 名 FRDA 患者高剂量 CoQ10（400 mg/d）和维生素 E（2100 IU/d）治疗 47 个月，可见心脏和骨骼肌功能改善，与历史对照相比减缓了临床症状的恶化。当然，我们还需要进行大规模研究进一步明确 CoQ10 作为主要或辅助药物治疗神经系统变性疾病的长期和短期效果。CoQ10 缺乏与多种神经系统疾病有关，且补充 CoQ10 治疗对其均有一定效果。原发性和继发性 CoQ10 缺乏症患者对于补充治疗的反应提示受累组织获取外源性 CoQ10 可以纠正相关的生化紊乱。

由于 CoQ10 生物利用度很低，已有探索其他药物用于该病治疗的报道。普罗布考是一种抗氧化及调血脂药物，在 *PDSS2* 突变小鼠治疗中有效，但尚没有人类研究的数据，且不清楚其作用单纯是因为抗氧化效应还是其能够刺激残存的 CoQ 生物合成而发挥作用。但必须注意的是，抗氧化剂艾地苯醌由于不能修复呼吸链中的电子流，因此没有治疗作用。CoQ10 内源性合成的活化是一种最具潜力的治疗方法，因为内源生成的 CoQ10 能够有效地传送至亚细胞空间，但外源性补充 CoQ10 在体内的分布不受控制，且可能难以有效地抵达线粒体。

（杜　立　刘翕然）

延伸阅读

[1] Doimo M，Desbats MA，Cerqua C，et a1. Genetics of coenzyme Q10 deficiency. Mol Syndromol，2014，5：156.

[2] Desbats MA，Lunardi G，Doimo M，et al. Genetic bases and clinical manifestations of coenzyme Q10（CoQ10）deficiency. J Inherit Metab Dis，2015，38：145.

[3] Montero R，Pineda M，Aracil A，et al. Clinical，biochemical and molecular aspects of cerebellar ataxia and coenzyme Q10 deficiency. The Cerebellum，2007，6：118.

[4] Quinzii CM，Naini A，Salviati L，et al. A mutation in parahydroxy-benzoate-polyprenyl transferase（COQ2）causes primary coenzyme Q10 deficiency. Am J Hum Genet，2006，78：345.

[5] McCarthy HJ，Bierzynska A，Wherlock M，et al. Simultaneous sequencing of 24 genes associated with steroid-resistant nephritic syndrome. Clin J Am Soc Nephrol，2013，8：637.

[6] Diomedi-Camassei F，Di Giandomenico S，Santorelli FM，et al. COQ2 nephropathy：a newly described inherited mitochondriopathy with primary renal involvement. J Am Soc Nephrol，2007，18：2773.

[7] Salviati L，Sacconi S，Murer L，et al. Infantile encephalomyopathy and nephropathy with CoQ10 deficiency：a CoQ10-responsive condition. Neurology，2005，65：606.

[8] Jakobs BS，van den Heuvel LP，Smeets PD，et al. A novel mutation in COQ2 leading to fatal infantile multisystem disease. J Neurol Sci，2013，326：24.

[9] Schottlaender LV，Houlden H. Multiple-System Atrophy（MSA）Brain Bank Collaboration. Mutant COQ2 in multiple-system atrophy. N Engl J Med，2014，371：81.

[10] Terracciano A，Renaldo F，Zanni G，et al. The use of muscle biopsy in the diagnosis of undefined ataxia with cerebellar atrophy in children. Eur J Paediatr Neurol，2012，16：248.

[11] Horvath R，Czermin B，Gulati S，et al. Adult-onset cerebellar ataxia due to mutations in CABCl/ADCK3. J Neurol Neurosurg Psychiatry，2012，83：174.

[12] Ogasahara S，Engel AG，Frens D，et al. Muscle coenzyme Q deficiency in familial mitochondrial encephalomyopathy. Proc Natl Acad Sci USA，1989，86：2379.

[13] Montini G，Malaventura C，Salviati L. Early coenzyme Q10 supplementation in primary coenzyme Q10 deficiency. N Engl J Med，2008，358：2849.

[14] Romero-Moya D，Castaño J，Santos-Ocaña C，et al. Generation，genome edition and characterization of iPSC lines from a patient with coenzyme Q10 deficiency harboring a heterozygous mutation in COQ4 gene. Stem Cell Res，2017，24：144-147.

[15] Rodríguez-Aguilera JC，Cortés AB，Fernández-Ayala DJ，et al. Biochemical assessment of coenzyme Q10 deficiency. J Clin Med，2017，6（3）. DOI：10.3390/jcm6030027.

[16] Kiesewetter H. Coenzyme Q10 deficiency. Dtsch Arztebl Int，2016，113（19）：344-345.

[17] Yubero D，Montero R，Armstrong J，et al. Molecular diagnosis of coenzyme Q10 deficiency. Expert Rev Mol Diagn，2015；15（8）：1049-1059.

[18] Doimo M，Desbats MA，Cerqua C，et al. Genetics of coenzyme q10 deficiency. Mol Syndromol，2014，5（3-4）：156-162.

第 9 章　家族性淀粉样多发性神经病

病例 9

【主诉】

患者，男性，46 岁，双足疼痛 2 年，麻木、无力 1 年半。

【现病史】

2 年前患者无明显诱因出现双足趾尖疼痛，针刺样，以右侧为著，夜间重，间断反复发作，未行系统诊治。此次入院 1 年半前出现右脚麻木，半年后左脚出现麻木，由趾尖开始，逐渐进展至小腿下部及上肢，伴无力、肌肉萎缩，远端重，此后出现恶心、干呕，面部出汗减少，吞咽干食困难、喜食稀饭，无饮水呛咳，自觉说话无底气、声音嘶哑。入院 10 天前由坐位、卧位、蹲位站起时，出现头晕、双眼黑矇、视物模糊，1 ～ 2 min 好转。小便略无力，间断便秘，勃起功能减退，体重下降 15 kg。

【既往史、个人史及家族史】

1996 年车祸，骨盆骨折，遗留右腿行走不利。患者之外祖父（I_1）、母亲（II_4）、舅舅（II_3）、弟弟（III_2）均有相似症状，其外祖父、母亲、舅舅均于起病后 3 ～ 8 年去世。先证者家系图见图 9-1。

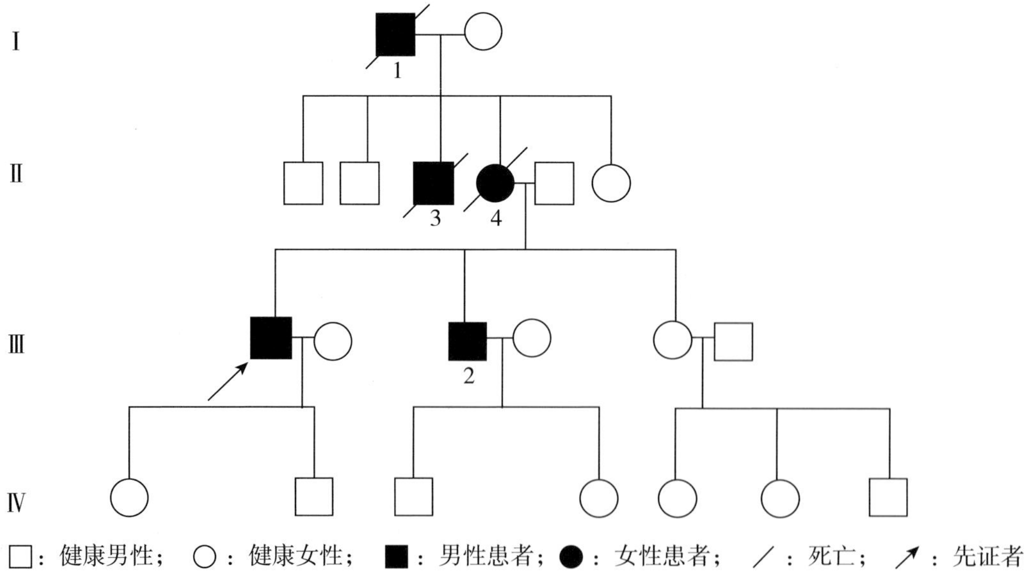

图 9-1　先证者家系图

【神经系统专科查体】

- 右侧血压 110/88 mmHg，左侧血压 108/86 mmHg。双肺呼吸音清，未闻及干湿性啰音；心律齐，未闻及明显杂音；全腹柔软，无压痛及反跳痛，肝脾肋下未触及；双下肢无水肿。
- 精神智能状态：意识清楚，不完全感觉性失语，查体不完全合作，简单指令可合作，时间、地点、人物定向力以及记忆力、计算力检查均不能合作。
- 脑神经
  - Ⅰ：未查。
  - Ⅱ：双眼视力、视野检查大致正常，眼底视盘边界清楚。
  - Ⅲ、Ⅳ、Ⅵ：双侧上睑无下垂，双侧瞳孔等大正圆，直径 3 mm，双侧瞳孔直接及间接对光反射灵敏，眼球各向运动充分，未见眼震。
  - Ⅴ：双侧面部针刺觉对称，双侧角膜反射正常引出，下颌反射未引出。
  - Ⅶ：双侧咀嚼对称有力。双侧额纹、面纹对称，闭目及示齿有力。
  - Ⅷ：双侧听力、Weber 征、Rinner 征不能合作。
  - Ⅸ、Ⅹ：腭垂（悬雍垂）居中，双侧软腭抬举正常对称，双侧咽反射存在。
  - Ⅺ：双侧转颈、耸肩对称有力。
  - Ⅻ：伸舌居中，未见舌肌萎缩、纤颤。
- 运动系统：四肢肌张力稍低，双上肢近端 4+ 级，远端 4 级，双下肢远近端均 4 级，双侧第一背侧骨间肌、大鱼际轻度萎缩，双下肢肌肉轻度萎缩，以远端为著。
- 共济运动：双侧指鼻试验、跟膝胫试验尚稳准。
- 步态：大致正常。
- 反射：双侧肱二头肌、桡骨膜、膝腱、跟腱反射消失，肱三头肌反射减弱，双侧腹壁反射可引出（右侧稍弱于左侧），双侧提睾反射存在，双侧 Hoffman 征、Rossolimo 征、掌颏反射、Babinski 征均阴性。
- 感觉系统：双侧腕部以下、膝部以下痛触觉减退，双腕、踝、膝、髋振动觉减退。
- 脑膜刺激征：阴性。

【辅助检查】

1．实验室检查

血、尿、便常规正常，肝肾功能、血糖、血脂、电解质正常，甲状腺功能正常，免疫全套正常。

2．心电图及肝、胆、胰、脾、肾和泌尿系统超声

未见明显异常。

3．神经影像学检查

头 MRI 未见明显异常，MRA 提示左侧颈内动脉虹吸段管腔粗细欠均匀，腰椎 MRI 提示 L3-L5 椎间盘膨出、L5-S1 椎间盘突出、椎管狭窄。

4．胃镜

反流性食管炎，慢性非萎缩性胃炎。

【诊疗经过】

由于患者家族中存在数位类似患者，经过对家系图进行分析，我们考虑患者罹患家族性多发性神经病的可能性大，因此进一步对患者家系中相似表现者（外祖父、母亲、舅舅）及其弟弟、父亲、女儿的临床表现及转归进行分析。

【临床表现】

患者之外祖父、母亲、舅舅均有与患者相似的症状，其外祖父、母亲、舅舅均于起病后 3 ～ 8 年去世。

先证者弟弟，41 岁，在先证者此次入院 2 年前出现双足持续性胀痛，以足底、趾尖为著，伴阵发性针刺感，持续数秒，20 天后自行恢复；1 年前双足症状再次出现，性质同前，夜间重，10 个月前出现长路程行走时双侧小腿酸痛、无力伴麻木，2 个月后双下肢无力逐渐加重，伴额头出汗减少，咽干食困难，喜食软食，无饮水呛咳，易饭后呕吐胃内容物，自述咽部不适；3 个月前发现双前臂酸痛，双手麻木，以手指为著，偶有针刺感。小便略无力，间断便秘，勃起功能减退，体重下降 12 kg。既往体健，查体四肢肌张力正常，双上肢肌力 5 级，双下肢肌力 5– 级，未见明显肌肉萎缩，余同先证者。

先证者父亲，74 岁，未发现有相似表现。先证者女儿，22 岁，目前无不适主诉，查体未见明显异常。四者的临床特点总结见表 9-1。

表 9-1　先证者及其弟弟、父亲、女儿的临床特点

	起病年龄（岁）	病程（年）	首发症状	发病后症状出现时间（月）				
				自主神经症状	感觉症状		运动症状	
					上肢	下肢	上肢	下肢
先证者	44	2	足部疼痛	12	14	12	16	14
先证者弟弟	39	2	足部疼痛	16	21	14	—	14
先证者父亲	74	—	—	—	—	—	—	—
先证者女儿	22	—	—	—	—	—	—	—

注："—" 表示没有出现该症状

【电生理检查】

对先证者及其弟弟、女儿进行正中神经、尺神经、胫神经、腓总神经和腓肠神经的神经传导检测，尺神经和胫神经的 F 波检测，以及四肢交感皮肤反应（sympathetic skin reaction，SSR）检测。不同神经检测部位见表 9-2。皮肤温度维持在 32℃。记录复合肌肉动作电位（compound muscle action potential，CMAP）的峰峰波幅、末端潜伏期和传导速度，感觉神经动作电位（sensory nerve action potential，SNAP）的峰峰波幅和传导速度，F 波出现率和最短潜伏期，以及四肢交感皮肤反应的潜伏期和波幅。

表 9-2　不同神经检测部位

神经	SNAP	CMAP、F 波
正中神经	拇指、中指	拇短展肌
尺神经	小指	小指展肌
胫神经	踇趾	踇展肌
腓总神经	踝	趾短伸肌
腓肠神经	小腿	—

注：“—”表示未检测

电生理检查结果显示，先证者上肢正中神经 SNAP 峰峰波幅降低，传导速度正常，CMAP 正常，尺神经 SNAP 及 CMAP 正常，但尺神经 F 波最短潜伏期延长，下肢胫神经和腓总神经的感觉及运动传导均未见肯定波形，腓肠神经 SNAP 峰峰波幅及传导速度均降低，SSR 未引出。其弟上肢正中神经及尺神经感觉及运动传导改变同先证者，下肢胫神经 CMAP 峰峰波幅降低，腓总神经 CMAP 正常，二者感觉传导均未见肯定波形，SSR 显示四肢波幅降低。其女儿上述电生理检查均正常。三者电生理检查结果见表 9-3。

【基因测序】

在取得先证者及其父亲、弟弟、女儿知情同意后，分别采取外周静脉全血 4 ml，从血液中提取 3 ～ 5 μg DNA，将其打断、扩增，建立含目标基因的全基因组文库，利用液相捕获方法捕获目标基因，然后应用高通量测序，与美国加州大学圣塔克鲁兹分校（UCSC）数据库提供的人类基因组 hg19 参考序列进行比对，找出样本中相关基因的所有突变信息（转录本编号：NM_000371）。

基因检测结果显示，先证者及其弟弟、女儿在 *TTR* 基因 exon 2 均存在 c.148 G ＞ T 突变，TTR 蛋白显示为 Val50Leu 突变，而其父亲无此突变（图 9-2）。

综合考虑患者症状、体征及辅助检查结果，确诊为 TTR Val50Leu 突变所致的家族性淀粉样多发性神经病。

【讨论】

家族性淀粉样多发性神经病（familial amyloid polyneuropathies，FAP）是一组由淀粉样纤维沉积在神经系统导致的疾病。自从 1952 年被 Andrade 首次报道以来，至今已陆续在世界各地被发现。它曾经被认为是一种十分少见的病症，而今逐渐认识到这是一种以常染色体显性遗传为特征，并具有广泛种族分布的家族性综合征。

家族性淀粉样多发性神经病

（一）概述

家族性淀粉样多发性神经病（FAP）可分为 4 型，各型的分布与不同的地理环境和基因均有关系。日本和葡萄牙的 FAP 家系属于同一 FAP 类型，即 FAP Ⅰ 型（也称日本、葡萄牙型）。该型是世界最常见的 FAP 类型，主要表现为自主神经功能受损为主的多发性周围神经

表 9-3　先证者及其弟弟、女儿的电生理检查结果比较

	正中神经		尺神经				胫神经			
	SNAP	CMAP	SNAP	CMAP	Fper（%）	Fmin/ 身高（ms/cm）	SNAP	CMAP	Fper（%）	Fmin / 身高（ms/cm）
先证者	波幅 a 5.5 μV 波幅 b 3.3 μV	正常	正常	正常	正常	29.6/176	NR	NR	NR	NR
先证者弟弟	波幅 a 5.1 μV 波幅 b 4.2 μV	正常	正常	正常	正常	27.7 /163	NR	波幅 0.8 mV	5	59.1 /163
先证者女儿	正常	正常	正常	正常	正常	正常	正常	正常	正常	正常

	腓总神经		腓肠神经	四肢 SSR			
				潜伏期（ms）		波幅（μV）	
	SNAP	CMAP	SNAP	左上 / 下	右上 / 下	左上 / 下	右上 / 下
先证者	NR	NR	波幅 3.0 μV，速度 40.6 m/s	NR	NR	NR	NR
先证者弟弟	NR	正常	波幅 0.7 μV，速度 38.4 m/s	1160/1660	1180/1680	583/120	823/276
先证者女儿	正常	正常	正常	正常	正常	正常	正常

SNAP：感觉神经动作电位；CMAP：复合肌肉动作电位；Fper：F 波出现率；Fmin：F 波最小潜伏期；NR：未见肯定波形 / 未引出；SNAP 和 CMAP 峰峰波幅及传导速度：表中简称“波幅”和“速度”，波幅和速度均正常者标注为“正常”，有异常者仅标出异常结果；a：拇指，b：中指

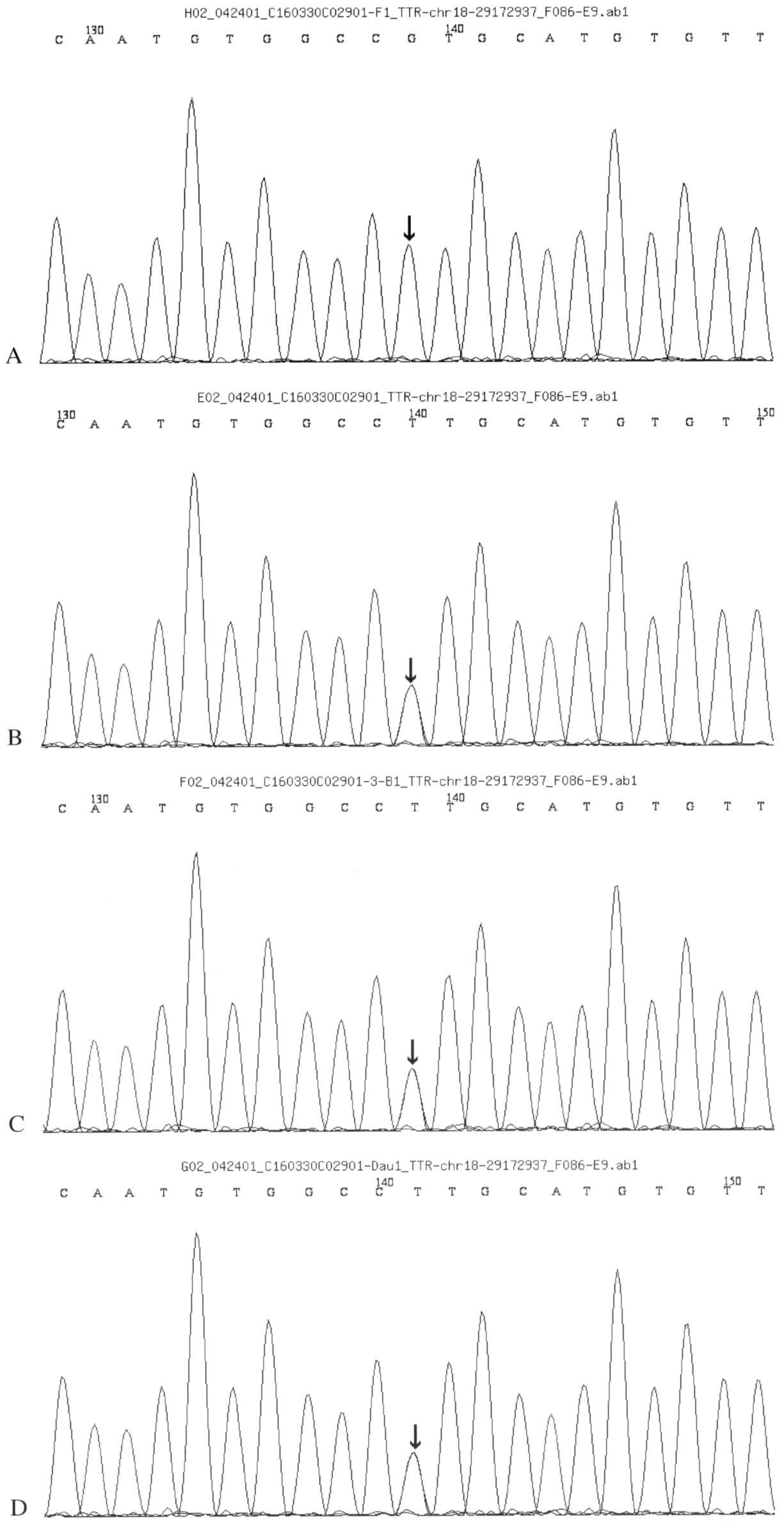

图 9-2　基因检测结果。先证者父亲（**A**）未发现基因突变（图中箭头所示：编码区第 **148** 号氨基酸为鸟嘌呤）；先证者（**B**）及其弟弟（**C**）、女儿（**D**）均发现突变基因（图中箭头所示：编码区第 **148** 号氨基酸由鸟嘌呤突变为胸腺嘧啶）

病。1978 年 Costa 等最早证实葡萄牙 FAP 患者的淀粉样沉积物与血清异常转甲状腺素蛋白（transthyretin，TTR）相关。以后的研究还证实，这种异常 TTR 为 *TTR* 基因点突变所致，表现为 TTR 被异常降解、沉积而致病，因此，本型还可以称为 TTR 型。

Ⅱ型是载脂蛋白 A1（apo Al）基因点突变所致，上肢最先起病，因淀粉样物质易沉积在屈肌支持带而致腕管综合征，病程可持续达 40 年。

Ⅲ型也为 *TTR* 基因点突变所致，但其突变位置及方式与Ⅰ型有所不同，以淀粉样肾病导致进行性肾衰竭为特征，其神经症状与Ⅰ型相似，但程度轻。

Ⅳ型系 gelsolin（一种肌动蛋白结合蛋白）基因点突变所致，主要损害脑神经，多以角膜营养不良为首发症状，也有轻度脊神经病变。TTR、apo Al 和 gelsolin 这 3 种蛋白质在体内的异常沉积可以作为 FAP 不同类型的标记。

TTR 型 FAP 最为常见。TTR 又称 prealbumin，90% 是由肝产生，脉络膜丛及视网膜也产生此蛋白质的小片段，而后分泌入脑脊液和血液。TTR 是一种可溶性四聚体蛋白质，每个单体含 127 个氨基酸。它以四聚体的形式发挥功能，转运甲状腺素和视黄醇；只有在单体状态才能形成淀粉样纤维。在 FAP 患者中，转甲状腺素蛋白和 β 蛋白的突变导致四聚体裂解为单体，从而不断形成纤维。另有实验表明，氧化应激和蛋白质的代谢与形成淀粉样构象的机制有关。

TTR 突变是导致 TTR 型 FAP 的主要原因，目前已经发现的 TTR 突变有 100 余种，Val30Met 是最常见的一种，在全球范围内约占 50%，在葡萄牙、瑞典、日本以及我国等全球范围内多个国家均有报道，其中以葡萄牙人群最为常见。而 TTR Val22Ile 突变则在某些人群中表现出极高的突变频率，如在非洲西部的人群中其突变频率高达 5.0%，在非洲裔美国人群中其突变频率为 3.0% ～ 3.9%。2001 年，北京协和医院首次报道了国内一个 FAP 家系，并对其中两个个体进行了腓肠神经活检，得到了 FAP 中国患者的病理学资料。

TTR 型 FAP 由于基因突变类型、地域差异等因素而呈现多种多样的表现。*TTR* 基因位于 18q12.1，长度超过 7 kb，包含了 4 个外显子。在基因的 5’端存在几个可能的固定位点，包括与肝特异性核因子 HNF-1，3，4 和 C/EBp 的结合位点。外显子 1 编码信号肽及成熟蛋白质的前三个氨基酸，而第 2、3、4 个外显子目前已发现大约有 80 多种变异，且数量在不断增加。TTR 突变中最多的是 Val30Met，即在 30 氨基酸处由甲硫氨酸代替了缬氨酸。但是突变的表型与基因型的关系仍未明了，即使在同一种基因突变中，起病的早晚也可有不同的表型。在日本国内，Val30Met 突变的早发型患者中浅表疼痛丧失和自主神经功能异常较为明显，但晚发型患者起病主要表现为感觉、运动神经受损，自主神经功能的影响很轻微。TTR 突变大多产生病理性结果，但也发现两种良性变异（Gly6Ser 和 Met119Met），与淀粉样变无关，在甲状腺功能正常的健康个体及甲状腺功能亢进患者中均可发现。甚至有报道 Val30 合并 Met119 变异，患者倾向于良性病程以及发作的迟缓性。

（二）流行病学

由 *TTR* 基因 c.148 G ＞ T 突变所致 FAP 病例十分少见，仅 Suhr 等曾报道过一例芬兰病例，目前国内尚缺乏确切的流行病学数据。本病在欧洲，尤其是葡萄牙及瑞典相对高发，据统计，其发病率在 1/10000 至 1/1000，其中 95% ～ 99% 为 TTR Val30Met 突变，平均发病年龄为 33 ～ 56 岁。自发病始患者平均生存期约为 10 年。

（三）病因

TTR 由位于 18q12.1 的 *TTR* 基因编码，主要在肝合成。正常情况下，肝合成的 TTR 以可溶解的形式循环于外周血和脑脊液中，发挥转运甲状腺素和视黄醇的作用。可溶解的 TTR 是单体通过非共价键形成的四聚体，而致病性 *TTR* 基因突变会导致四聚体分解成单体，被释放到细胞外的单体进一步形成不溶性淀粉样纤维，沉积在神经内膜引发疾病。

（四）病理学

在组织水平，沉积的 TTR 淀粉样物质广泛分布于神经干、神经丛以及感觉和自主神经节。在细胞水平，沉积的 TTR 淀粉样物质主要聚集于组织间隙和细胞外膜，对邻近细胞产生压迫、毒性作用。但 TTR 淀粉样物质并不侵入细胞，因此，细胞内观察不到淀粉样物质分布。TTR 突变体形成的淀粉样沉积物早期以点状沉积的形式散在分布于小动脉周围，之后逐渐增多并聚集于动脉血管邻近的神经纤维周围，沉积的淀粉样物质通过挤压以及直接的毒性作用从而引发神经纤维周围的髓鞘扭曲变形，进而发生节段性脱髓鞘直至发生 Waller 变性。在疾病晚期，神经内膜逐渐被淀粉样物质或胶原纤维所取代，施万细胞失轴突改变，神经纤维逐渐坏死。除神经系统外，TTR 突变形成的淀粉样物质广泛分布于其他组织器官。例如，在肌肉组织中，TTR 淀粉样物质分布于肌纤维间隙，导致肌纤维萎缩，最终被胶原纤维替代；在胃肠等腺体组织中，TTR 淀粉样物质分布于腺体、分泌导管周围以及腺体的基底膜，并最终导致腺体萎缩、消失；在皮肤组织中，TTR 淀粉样物质分布于皮肤真皮层及周围血管壁，导致皮肤供血减少、色素沉着、溃疡形成。在 2001 年协和医院的病例报道中，郭玉璞教授发现淀粉样物质沉积在神经内膜与间质之间，与胶原关系密切，早期并未穿入基膜，仅在电镜下可见纤维原团块，未发现再生神经。甲苯胺蓝染色的半薄切片亦显示出与刚果红染色阳性物对应的大片模糊区域，但不分布于整个神经束，在远离部位亦显示程度相等的神经纤维脱失。其明显的特征是无压迫性神经病的神经再生和炎性细胞浸润。电镜下病变与光镜大致相同，淀粉样物质多沉积于神经间质中，血管周围改变局限。长期以来，组织活检标本染色检查一直是 FAP 诊断的主要依据。然而，该检查具有较强的损伤性，同时存在一定的局限性，具体表现为：刚果红染色只能进行淀粉样疾病的诊断，无法区分具体是何种淀粉样疾病。而应用 TTR 特异性免疫组化检测虽然可以弥补刚果红染色的不足，但无法区分 FAP 与老年性系统性淀粉样变性（senile systemic amyloidosis，SSA），并且免疫组化也不能确定具体的突变位点。此外，由于不同组织、不同部位 TTR 淀粉样物质沉积的不均匀性以及疾病进展的不规律性，导致组织活检具有较高的假阴性。

（五）临床表现

本病发病年龄 20 ～ 90 岁均有报道，平均生存期约为 10 年。经典 TTR Val30Met 早发型（发病年龄＜ 50 岁）FAP 以足部感觉异常、感觉迟钝、痛觉过敏、痛觉超敏或自发痛为首发症状，在 4 ～ 5 年内进展至下肢近端及上肢，随后几年逐渐出现轻触觉、振动觉、位置觉及运动异常。电生理研究发现足底交感皮肤反应波幅对 TTR Val30Met 型 FAP 早期诊断的特异性高达 94%。

TTR 型 FAP 根据发病年龄不同分为早发型和晚发型，以 50 岁为界。该病的临床表现可能涉及多个系统，如神经系统、心血管系统、胃肠道、肾及眼部等，其中以神经系统，尤其是周围神经和自主神经症状及体征最为突出。经典 TTR Val30Met 早发型 FAP 的周围神经病变主要表现为长度依赖性感觉运动性多发性神经病，早期累及下肢远端薄髓及无髓神经纤维，表现为足部疼痛及温度觉异常，4 ～ 5 年内轴突变性逐渐向下肢近端及上肢进展，随后出现大的有髓感觉及运动神经纤维受累，表现为触觉和本体感觉异常，以及运动受损。早发型患者自主神经症状出现较早，可表现为体位性低血压，腹泻、便秘或二者交替，恶心、厌食或消化紊乱，排尿困难、性功能障碍及泌汗异常等。而 TTR Val30Met 晚发型 FAP 由于无髓纤维相对保留，因此自主神经病变相对较轻。

（六）诊断

正常生理状态下，TTR 蛋白主要在肝合成，并以四聚体可溶的形式存在于血液中，其正常血浆水平为 0.20 ～ 0.40 mg/ml，作为血清转运蛋白，TTR 四聚体与甲状腺素或视黄醇结合从而发挥转运功能。TTR 四聚体中每个单体包含 127 个氨基酸，通过 β 折叠的形式形成蛋白质的空间构象。当 TTR 发生突变时，TTR 的四聚体结构发生改变，稳定性减弱，易于解聚成 TTR 单体。因此，FAP 患者血浆中的 TTR 水平远远低于健康对照，其血浆 TTR 水平为 0.28 ～ 0.56 μg/ml。将 FAP 患者血浆进行不同酸化处理以后，经聚丙烯酰胺凝胶电泳等方法进行蛋白质分离检测，可以发现 FAP 患者突变的 TTR 在酸性条件下更加易于从 TTR 四聚体解聚成 TTR 单体。通过对血浆 TTR 浓度以及电泳检测有利于对 FAP 进行早期的初步诊断以及疾病进展的预测。

家族史在 TTR 型 FAP 的诊断中具有重要意义。如果家族史明确，且表现为多发性周围神经病及自主神经功能受损，此时病理检查并非必需；如果没有家族史，病理检查对诊断则是必需的。确切的 TTR 突变可协助建立诊断。本患者家族史明确，临床表现典型，且基因检测显示先证者及其弟弟、女儿 *TTR* 基因 exon 2 均存在确切的 c.148 G ＞ T 突变，这一基因突变进一步导致蛋白 TTR 出现 Val50Leu 变异，故该家系可诊断为 TTR 型 FAP。

经检索国内外文献，该突变类型在国内尚无报道，国外仅 Suhr 等报道过 1 例 *TTR* 基因 c.148 G ＞ T 突变患者。该患者为一芬兰女性，66 岁起病，以双足部感觉异常为首发症状，4 年后出现自主神经受损表现，电生理检查提示轴突性多神经病，直肠黏膜病理检查显示淀粉样物质沉积。虽然该芬兰女性的基因突变位点与本研究家系一致，但是与该芬兰病例相比，本研究家系的发病年龄较早，进展速度较快。

TTR Val50Leu 突变所致 FAP 发病年龄小于 50 岁，属于早发型。先证者及其弟弟均以足部疼痛为首发症状，逐渐向小腿及上肢进展，继而出现肢体无力乃至肌肉萎缩。早期无明显心、肝、肾及眼部损害证据。神经传导检测可见上下肢均有受累，下肢重于上肢，以轴突损害为主，感觉受累为先，随病情的进展逐渐出现运动受累，可见，该家系的周围神经病变符合长度依赖性感觉运动性多发性神经病。但本家系患者周围神经病变的进展速度较经典 TTR Val30Met 早发型 FAP 快，从发病到出现上下肢感觉及运动受累仅 2 年，且先证者外祖父、母亲及舅舅均于起病后 3 ～ 8 年去世，短于经典早发型的平均生存期。本研究还发现先证者及其弟弟尺神经传导检测均未见异常，而尺神经 F 波的最短潜伏期均出现延长，提示在此型 FAP 中，F 波最短潜伏期改变可能早于周围神经传导异常。另外，先证者及其弟弟均在发病 1 ～ 1.5 年出现自主神经症状；四肢交感皮肤反应检测在先证者未引出，其弟弟波幅降低，而女儿正常。Conceição 等于 2013 年开展的一项针对 TTR Val30Met 型 FAP 的研究发现，右侧足底 SSR 波幅在早期患者和无症状突变携带者与正常人相比均存在明显差异（分别

P=0.001、*P*=0.035）；右侧足底 SSR 波幅对早期患者及无症状携带者的诊断特异性均为 94%，敏感性仅为 22% ～ 32%。本家系患者与上述研究中 Val30Met 型患者相似，也表现出 SSR 波幅的变化，提示存在无髓 C 类自主神经纤维受损，但是该家系中无症状基因携带者这一表现与临床症状出现的时间前后还无从知晓，尚需在后续对此家系的随访中继续研究。

本病需与以下疾病鉴别：①遗传性感觉性神经病，其感觉症状突出，运动和自主神经受累较轻，常伴耳聋、视神经萎缩，一般健康状况好。②腓骨肌萎缩症，主要侵犯下肢运动，感觉和自主神经损害少见。③ POEMS 综合征，除多发性周围神经病外，还表现为脏器肿大、内分泌改变、M 蛋白血症和皮肤损害。④慢性炎症性脱髓鞘性多发性神经根神经病（CIDP），无明显自主神经损害表现，电生理检查示脱髓鞘改变，神经活检有助于鉴别。⑤糖尿病性多发性神经病，有些糖尿病患者自主神经症状突出，累及括约肌功能、性功能、胃肠及循环功能，酷似 FAP Ⅰ型，但无家族史，血糖及糖耐量异常可资鉴别，对可疑病例应做病理检查。

（七）治疗

本病无特效疗法，迄今尚无特异性消退淀粉样物质沉积灶的方法。目前主要以对症支持疗法为主，临床试用的药物及肝移植主要是针对 *TTR* 基因突变导致的异常蛋白形成和沉积。秋水仙素在阻止淀粉样蛋白的合成和促排方面可能有一定的作用。双氯芬酸和氟比洛芬能抑制转甲状腺素蛋白的裂解，稳定四聚体，防止 TTR 淀粉样纤维在体内形成和沉积。

肝移植是从 1990 年开始运用于临床的一种治疗由于 TTR 突变导致 FAP 的方法。由于肝是产生突变 TTR 的主要场所，所以肝移植能够使血清中突变 TTR 明显减少，轴突退变的速率减慢，临床神经疾患的发展进程减慢，对轻症患者可能使其神经症状停止发展，实验也证明术后患者活检的神经脱髓鞘减少。有临床证明 apo Al 突变的 FAP 患者也可采用肝移植的方法治疗。实行肝移植后，术后 1 年及 5 年的生存率为 82%、60%。在疾病早期施行肝移植从利益 / 风险比来看是可行的，而且发病年龄不是一个绝对的限制性因素。肝移植是目前唯一能够拯救生命的治疗措施，但并非是一种十分完美的方法。它不仅使受者、供者面临极大的应激，而且对于有自主神经功能障碍、持续性尿潴留、严重感觉运动障碍、心脏受累和心肺功能差的患者手术效果较差。术后死亡的原因主要是严重的系统性感染或合并多器官衰竭。肝移植后，FAP 病情的发展可能是由于移行至神经内膜的脉络膜丛释放 TTR 入脑脊液或术前淀粉样沉积中 TTR 的重聚集。对于有自主神经功能严重障碍及多脏器功能损害的患者，手术效果差。

（八）基因检查的临床意义

对于任何一个携带有 *TTR* 基因突变的先证者的家族成员来说，如果先证者为杂合突变，则其子女的患病风险为 50%；如果先证者为纯合突变，则其子女的患病风险为 100%。而对于先证者的直系兄弟姐妹来说，如果先证者的父母一方为 *TTR* 基因杂合突变，则先证者的直系兄弟姐妹的患病风险为 50%；如果先证者的父母一方为 *TTR* 基因纯合突变，则先证者的直系兄弟姐妹的患病风险为 100%；如果先证者的父母双方均为 *TTR* 基因杂合突变，则先证者的直系兄弟姐妹的患病风险为 75%；如果先证者的父母双方均为 *TTR* 基因纯合突变，则先证者的直系兄弟姐妹的患病风险为 100%。即使先证者的父母双方均非 *TTR* 基因突变携带者，先证者的直系兄弟姐妹的患病风险也同样显著高于健康对照人群。因此，对于 FAP 患者的家族成员进行相应的 *TTR* 基因检测，对于疾病的诊断、防治、优生优育均有帮助。由于 FAP

发病较晚且缺乏有效治疗手段，同时症状发生前检测并不能预测疾病的发病年龄以及疾病的进展，因此 FAP 患者家族成员的 *TTR* 基因诊断需遵循一定的基因检测策略：①对 FAP 家系成员中具有相关临床症状者，直接进行相应 *TTR* 基因位点的突变检测，有利于早期诊断和早期治疗。②对 FAP 家系成员中成年但无临床症状者，以进行相应的健康教育与咨询为主，在自愿的前提下进行相关基因突变位点的检测；对于 *TTR* 基因突变的健康携带者来说，产前基因检测是避免子女患病的有效手段，即在怀孕的 10 ～ 12 周在超声引导下通过绒毛膜取样或者 15 ～ 18 周之内通过羊水穿刺获得胎儿细胞的 DNA，进行相应的基因突变检测。③ FAP 家系成员中小于 18 岁的未成年者，考虑到可能带来较多的负面影响，所以在其成年之前，不宜进行基因检测。

（杨 硕 魏玉桢）

延伸阅读

[1] Planté-Bordeneuve V，Said G. Familial amyloid polyneuropathy. Lancet Neurol，2011，10（12）：1086-1097.

[2] Parman Y，Adams D，Obici L，et al. Sixty years of transthyretin familial amyloid polyneuropathy（TTR-FAP）in Europe：where are we now? A European network approach to defining the epidemiology and management patterns for TTR-FAP. Curr Opin Neurol，2016，29（Suppl 1）：S3-S13.

[3] Ando Y，Coelho T，Berk JL，et al. Guideline of transthyretin hereditary amyloidosis for clinicians. Orphanet J Rare Dis，2018，8：31.

[4] Conceição I，González-Duarte A，Obici L，et al. “Red-flag” symptom clusters in transthyretin familial amyloid polyneuropathy. J Peripher Nerv Syst，2016.21（1）：5-9.

[5] Conceição I，Costa J，Castro J，et al. Neurophysiological techniques to detect early small-fiber dysfunction in transthyretin amyloid polyneuropathy. Muscle Nerve，2014，49（2）：181-186.

[6] Suhr OB，Andersen O，Aronsson T，et al. Report of five rare or previously unknown amyloidogenic transthyretin mutations disclosed in Sweden. Amyloid，2009，16（4）：208-214.

[7] Sousa A，Coelho T，Barros J，et al. Genetic epidemiology of familial amyloidotic polyneuropathy（FAP）-type I in Póvoa do Varzim and Vila do Conde（north of Portugal）. Am J Med Genet，1995，60（6）：512-521.

[8] Sousa A，Andersson R，Drugge U，et al. Familial amyloidotic polyneuropathy in Sweden：geographical distribution，age of onset，and prevalence. Hum Hered，1993，43（5）：288-294.

[9] Benson MD，Kincaid JC. The molecular biology and clinical features of amyloid neuropathy. Muscle Nerve，2007，36（4）：411-423.

[10] Faria TQ，Almeida ZL，Cruz PF，et al. A look into amyloid formation by transthyretin：aggregation pathway and a novel kinetic model. Phys Chem Chem Phys，2015，17（11）：7255-7263.

[11] Adams D，Lozeron P，Lacroix C. Amyloid neuropathies. Curr Opin Neurol，2012，25（5）：564-572.

[12] Koike H，Misu K，Sugiura M，et al. Pathology of early- vs late-onset TTR Met30 familial amyloid polyneuropathy. Neurology，2004，63（1）：129-138.

[13] Koike H，Hashimoto R，Tomita M，et al. Diagnosis of sporadic transthyretin Val30Met familial amyloid polyneuropathy：a practical analysis. Amyloid，2011，18（2）：53-62.

[14] Plante-Bordeneuve V. Update in the diagnosis and management of transthyretin familial amyloid

polyneuropathy. J Neurol，2014，261（6）：1227-1233.

[15] Mariani LL，Lozeron P，Théaudin M，et al. Genotype-phenotype correlation and course of transthyretin familial amyloid polyneuropathies in France. Ann Neurol，2015，Dec，78（6）：901-916.

[16] Andrade C. A peculiar form of peripheral neuropathy：familiar atypical generalized amyloidosis with special involvement of the peripheral nerves. Brain，1952，75：408-427.

[17] Coutinho P，Martins da Silva A，Lopes Lima J，et al. Forty years of experience with type Ⅰ amyloid neuropathy：Review of 483 cases//Glenner GG，Costa PP，Freitas AF，et al. Amyloid and amyloidosis. Amsterdam：Excerpta Medica，1980：88-98.

[18] Sakoda S，Suzuki，Higa S，et al. Genetic studies of familial amyloid polyneuropathy in the Arao district of Japan：I. The genealogical survey. Clin Genet，1983，24：334-338.

[19] Koike H，Tanaka F，Hashimoto R，et al. Natural history of transthyretin Val30Met familial amyloid polyneuropathy：analysis of late-onset cases from non-endemic areas. J Neurol Neurosurg Psychiatry，2012，83：152-158.

[20] Hellman U，Alarcon F，Lundgren HE，et al. Heterogeneity of penetrance in familial amyloid polyneuropathy，ATTR Val30Met，in the Swedish population. Amyloid，2008，15：181-186.

[21] Adams D，Lozeron P，Theaudin M，et al. Regional difference and similarity of familial amyloidosis with polyneuropathy in France. Amyloid，2012，19（suppl 1）：61-64.

[22] Plante-Bordeneuve V，Ferreira A，Lalu T，et al. Diagnostic pitfalls in sporadic transthyretin familial amyloid polyneuropathy（TTR-FAP）. Neurology，2007，69：693-698.

[23] Dohrn MF，Rocken C，De Bleecker JL，et al. Diagnostic hallmarks and pitfalls in late-onset progressive transthyretin-related amyloid-neuropathy. J Neurol，2013，260：3093-3108.

[24] Lozeron P，Lacroix C，Theaudin M，et al. An amyotrophic lateral sclerosis-like syndrome revealing an amyloid polyneuropathy associated with a novel transthyretin mutation. Amyloid，2013，20：188-192.

[25] Lozeron P，Theaudin M，Mincheva Z，et al. Effect on disability and safety of tafamidis in late onset of Met30 transthyretin familial amyloid polyneuropathy. Eur J Neurol，2013，20：1539-1545.

[26] 张煜，曹立，陈生弟．家族性淀粉样多发性神经病的临床分子诊断方法及评价．诊断学理论与实践，2010，09（5）：529-531.

[27] 郑维红，陈星宇，毕敏，等．家族性淀粉样多发性神经病（3 个家族 13 例患者，3 例病理证实并文献复习）．中风与神经疾病杂志，2003，20（4）：342-344.

[28] 李文婷，邹伟．转甲状腺素蛋白相关性家族性淀粉样多发性神经病研究进展．社区医学杂志，2017，15（10）：84-86.

[29] 李颖，潘瑞福．家族性淀粉样多发性神经病．国外医学．神经病学神经外科学分册，2003，30（2）：122-125.

[30] 李延峰，郭玉璞，池田修一，等．家族性淀粉样多发性神经病——家系病理及基因点突变．中华神经科杂志，2001，34（1）：19-22.

第 10 章　神经白塞病

病例 10

【主诉】

患者，男性，48 岁，反复呃逆、双下肢无力 3 年，复视 2 年，视物模糊、肩痛、头痛、头晕 1 年。

【现病史】

患者 3 年前无明显诱因出现持续性呃逆，未行系统诊治，10 余天后口服巴氯芬好转。2 年前感冒后晨起突发视物成双，虚影在右侧，伴头晕，4 天后加重伴双下肢无力，需家人搀扶行走，当地医院给予甲泼尼龙冲击治疗（500 mg × 3 天，250 mg × 3 天，120 mg × 3 天），后口服泼尼松 60 mg 并逐渐减量，半月后视物成双完全缓解，20 天后无力症状完全缓解。1 年半前（激素停服半个月后）出现双下肢无力，直线行走不能，自服中药（具体药名不详），1 个月后自行完全缓解。2 个月后再次出现视物成双、虚影在右侧，说话不清、头晕伴恶心、呕吐、呃逆，饮水呛咳、吞咽困难，双下肢无力，行走向左侧倾斜，口服维生素 B_1、B_{12} 后部分缓解，予以硫唑嘌呤 50 mg 2 次 / 日口服，1 个月后症状缓解。1 年前出现持续性视远物模糊，无复视，低热 3 天，最高体温为 38.2℃，体温恢复正常 2 天后出现双侧颈肩部皮肤触痛，继而转移至后枕部、头顶，后出现双眼胀痛，无头痛，7 天后自行缓解。11 个月前再次出现持续性呃逆，予甲氧氯普胺等药物治疗约 5 天后缓解，症状缓解 3 天后出现头晕，行走时明显，感头重脚轻，无视物旋转，18 天后出现双下肢无力，行走时向左倾斜，需扶持行走，继而出现双上肢无力，持物力弱，间断头部搏动性头痛。在我院住院治疗，给予甲泼尼龙 500 mg × 5 天后递减至每日甲泼尼龙 16 mg 口服，联合硫唑嘌呤 50 mg 2 次 / 日维持口服至今。

【既往史、个人史及家族史】

体弱、易感冒，7 ～ 8 次 / 年，反复口腔溃疡史 8 年，可疑湿疹病史 2 年（双手、双足）。出生 2 个月曾行幽门手术，遗留反流性食管炎。否认其他自身免疫性疾病，近 2 年自觉记忆力下降，否认乙型肝炎、结核等传染病。否认家族遗传性疾病及自身免疫病史。

【神经系统专科查体】

- 右侧血压 135/85 mmHg，左侧血压 130/80 mmHg。双肺呼吸音清，未闻及干湿性啰音；心律齐，未闻及杂音；全腹柔软，无压痛及反跳痛，肝脾肋下未触及；双下肢无水肿。
- 精神智能状态：意识清楚，查体配合，时间、地点、人物定向力正常，记忆力、计算力正常。
- 脑神经

- ○ Ⅰ：未查。
- ○ Ⅱ：双眼视力、视野正常，眼底视盘边界清楚。
- ○ Ⅲ、Ⅳ、Ⅵ：双侧瞳孔等大等圆，直径 3 mm，双侧瞳孔直接及间接对光反射灵敏，眼球各向运动充分，向右视时可见水平眼震。
- ○ Ⅴ：双侧面部针刺觉对称，双侧角膜反射正常引出，下颌反射未引出。
- ○ Ⅶ：双侧咀嚼对称有力。双侧额纹、面纹对称，闭目及示齿有力。
- ○ Ⅷ：双耳粗测听力可，Weber 征居中，Rinner 试验双侧气导＞骨导。
- ○ Ⅸ、Ⅹ：腭垂（悬雍垂）居中，双侧软腭抬举正常对称，双侧咽反射存在。
- ○ Ⅺ：双侧转颈、耸肩对称有力。
- ○ Ⅻ：伸舌居中，未见舌肌萎缩、纤颤。

- 运动系统：四肢肌容积正常，四肢肌力 4 级，双侧肢体肌张力正常。
- 共济运动：双侧指鼻、跟膝胫试验稳准，Romberg 征睁闭眼均不稳。
- 步态：蹒跚步态。
- 反射：四肢腱反射活跃。双侧掌颌反射阳性、双侧 Hoffmann 征阴性。双侧 Babinski 征阴性。
- 感觉系统：双侧深浅感觉、皮质感觉正常。
- 脑膜刺激征：阴性。

【辅助检查】

1．腰穿检查

（1）脑脊液压力：115 mmH_2O。

（2）脑脊液常规：细胞总数 6/μl；生化、OB、24 h IgG 合成率、AQP4-IgG、NMO-IgG 抗体阴性。

（3）脑脊液细胞学检查：淋巴细胞 90%，提示轻度淋巴细胞反应。

2．实验室检查：

（1）血常规、RF、ASO、ANCA、免疫全套、补体、血液系统、肿瘤标志物、便常规＋潜血、甲状腺功能、凝血四项、D- 二聚体、术前八项：无异常。

（2）生化全项：γ- 谷氨酰转肽酶 70.4 U/L，总蛋白 58.8 g/L，肌酸激酶 19.6 U/L，尿素氮 10.2 mmol/L，三酰甘油 2.84 mmol/L，总胆固醇 6.18 mmol/L，低密度脂蛋白 4.26 mmol/L，载脂蛋白 -B 1.46 g/L，余无异常。

（3）C 反应蛋白：4.71 mg/L。

（4）红细胞沉降率：43 mm/60 min。

（5）糖化血红蛋白：7.9%。

（6）随机尿微量白蛋白 / 肌酐比值：3.74。

（7）心磷脂抗体阴性（0.001 RU/ml）。

（8）尿肾功能五项：尿 α_2 巨球蛋白 16.03 mg/L，24 h 尿蛋白定量 56.05 mg。

3．超声检查

（1）腹部超声：脂肪肝。

（2）甲状腺超声：双侧甲状腺未见明显异常。

（3）超声心动图：左心室舒张功能减低。

（4）泌尿系统超声：膀胱、前列腺未见明显异常。

（5）下肢静脉超声：双下肢深静脉血流未见明显异常。

4．眼科检查

（1）矫正视力：右眼 1.0，左眼 0.8。

（2）眼压：右眼 17 mmHg，左眼 16 mmHg。

（3）眼底：双眼视盘边界清晰，颞侧色稍淡，余未见异常。

（4）视野：双眼不规则缺损及暗点。

（5）OCT：视野 RNFL 及 GCC 弥漫性变薄，双眼黄斑区视网膜薄。

5．影像学检查

（1）胸部和髋关节 X 线片正位：双肺纹理重；右肺条片状致密影，考虑体表异物；左侧第 4 肋陈旧性骨折。双侧髋关节未见明显异常。

（2）头颅 MRI：脑干、双侧内囊后肢、双侧放射冠、额叶皮质下及左侧颞叶皮质可见多发斑片状及点状 T1 稍低、T2 稍高信号影，边界不清，FLAIR 呈高信号；左侧中脑体积小（图 10-1）。

（3）颈 MRI：颈椎呈退行性改变，颈椎间盘变性，C5-7 椎间盘轻度后突，C3-7 椎体颈髓内对称性异常信号影（图 10-2）。

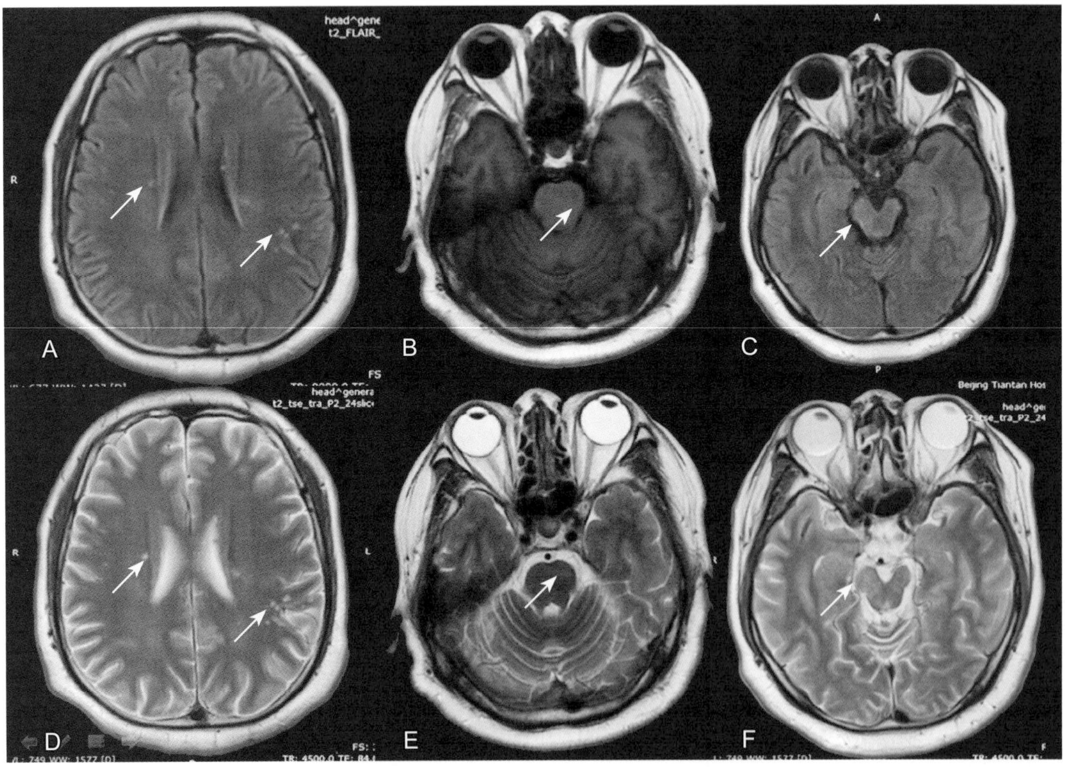

图 10-1　患者头颅 MRI。A、B、D 和 E．脑干、双侧内囊后肢、双侧放射冠、额叶皮质下及左侧颞叶皮质可见多发斑片状及点状 T1 稍低、T2 稍高信号影，边界不清，FLAIR 呈高信号（箭头所指）；C 和 F．中脑体积缩小

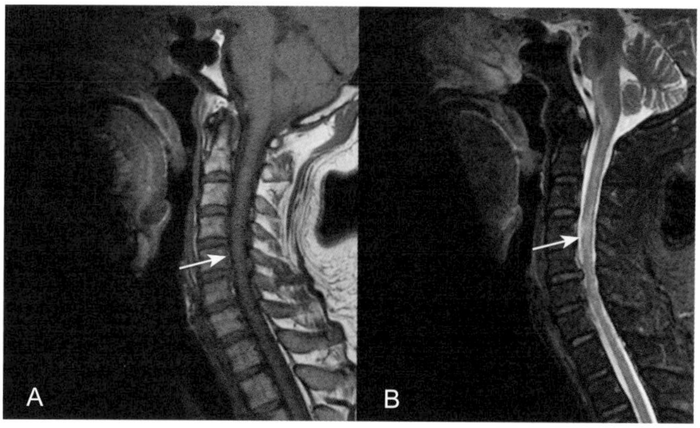

图 10-2　患者颈 MRI 显示 C3-7 椎体水平颈髓内对称性异常信号影（箭头所指）。A．T1 加权像；B．T2 加权像

【诊疗经过】

患者入院后行针刺反应试验，呈阳性结果。结合患者反复口腔溃疡病史及复发性中枢神经系统局灶性损伤病史，经辅助检查排除颅内感染、多发性硬化及占位性病变，神经白塞病诊断明确。经口服激素治疗后症状好转出院。

【讨论】

白塞病（Behçet's Disease，BD）又称贝赫切特病、口 - 眼 - 生殖器三联征等，因 1937 年由土耳其皮肤病医师 Behçet 报道而命名。本病是一种慢性全身性血管炎症性疾病，主要表现为复发性口腔溃疡、生殖器溃疡、眼炎及皮肤损害，也可累及血管、神经系统、消化道、关节、肺、肾、附睾等器官。大部分患者预后良好，眼、中枢神经系统及大血管受累者预后不佳。本病在东亚、中东和地中海地区发病率较高，又被称为丝绸之路病。好发年龄为 16 ～ 40 岁。男性患者血管、神经系统及眼受累较女性患者多且病情重。

本病全身各系统均可受累。有时患者需经历数年甚至更长时间才相继出现多种临床症状和体征。

（1）口腔溃疡：几乎 100% 患者均有复发性、痛性口腔溃疡，多数患者为首发症状。溃疡可以发生在口腔的任何部位，表现为单发或成批出现，溃疡呈圆形或椭圆形，边缘清楚，深浅不一，底部有黄色覆盖物，周围为一边缘清晰的红晕，1 ～ 2 周后自行消退而不留瘢痕。复发性口腔溃疡是诊断本病最基本的必要症状。

（2）生殖器溃疡：约 75% 患者出现生殖器溃疡，病变与口腔溃疡基本相似，溃疡深大，疼痛剧，愈合慢。受累部位为外阴、阴道、肛周、宫颈、阴囊和阴茎等处。有患者可因溃疡深而致出血。

（3）眼炎：约 50% 患者有眼炎，双眼各组织均可累及。表现为视物模糊、视力减退、眼球充血、疼痛、畏光流泪、异物感、头痛等，致盲率可达 25%，是本病致残的主要原因。最常见的眼部病变为色素膜炎，可伴或不伴前房积脓，后葡萄膜炎和视网膜炎可影响视力。

（4）皮肤病变：皮损发生率高，表现形式多种多样，有结节性红斑、脓疱疹、丘疹、痤疮样皮疹等。同一患者可有一种以上的皮损。特别有诊断价值的皮肤体征是结节红斑样皮损和对微小创伤（针刺）后的炎症反应。

（5）消化道损害：又称肠白塞病，从口腔到肛门的全消化道均可受累，溃疡可为单发或多发。严重者可有溃疡穿孔，甚至可因大出血等并发症而死亡。

（6）血管损害：本病的基本病变为血管炎，全身大小血管均可累及。10% ～ 20% 患者合并大中血管炎，是致死、致残的主要原因。动脉壁的弹力纤维破坏及动脉管壁内膜增生，造成动脉狭窄、扩张或产生动脉瘤，临床出现相应表现。静脉系统受累较动脉系统多见。约 25% 患者发生表浅或深部的血栓性静脉炎及静脉血栓形成，造成狭窄与栓塞。

（7）肺部损害：肺部损害发生率较低，但大多病情严重。肺动脉瘤体破裂时可形成肺血管 - 支气管瘘，致肺内出血；肺静脉血栓形成可致肺梗死；肺受累时患者有咳嗽、咯血、胸痛、呼吸困难等。

（8）神经白塞病（neuro-Behçet's disease，NBD）：发生率占白塞病患者的 10% ～ 25%，常于 20 ～ 40 岁、白塞病发病后的 3 ～ 6 年发病，少数患者也可为首发症状之一。男性白塞病患者神经系统受累比例高于女性 2 倍以上。NBD 一般为急性起病，可呈缓解与复发或持续进展病程。

神经白塞病

（一）发病机制

神经白塞病（NBD）的病因和发病机制至今仍不十分清楚，可能与免疫、遗传、感染、环境有关。

1．免疫机制学说

本学说最早见于 1963 年，此后逐渐被人们所接受。其证据在于早期白塞病患者血清中存在抗口腔黏膜细胞抗体。之后又发现患者脑脊液中淋巴细胞增多，补体 C3、IgG 升高，患者血清中 T4/T8 细胞之比减少，NK 细胞增多但活力下降，这可能与白介素（IL）和干扰素（IFN）的缺乏有关。然而，在许多方面白塞病又不同于经典的自身免疫性疾病，如重症患者中男性占优势，患者自身抗体检测多为阴性结果，且无证据显示 B 细胞功能亢进和限制性 T 细胞功能减退。

2．遗传学说

1973 年日本学者首先报道白塞病与人类主要组织相容性复合物（MHC）即 HLA 系统中的 HLA-B5 相关，进一步的研究认为白塞病与 HLA-B5 的一个亚型 HLA-B51 强相关。此外，HLA-CWl4 的出现频率也较高，且该基因与 HLA-B 有连锁不平衡，还发现一个位于 B 和 C 点之间的 HLA-1 类相关基因。HLA-B5 亚型 HLA-B51 是白塞病的易感基因，而 HLA-l 类相关基因可能是决定 BD 发病的基因。

3．感染学说

据报道我国 1/3 白塞病患者过去有结核病史或患活动性结核，结核菌素试验（PPD）强阳性，经抗结核治疗后病情缓解。有学者发现相当多的患者于发病前总有一段发热病史，且在这些患者血清中找到链球菌抗原致敏的淋巴细胞。从感染角度可对白塞病的发病机制做如下假说：首先长期或反复的血链球菌、单纯疱疹病毒等机会性致病微生物感染不断刺激机体免疫系统，引发人体免疫系统亢进；在此基础上，一些人体与微生物间的相似结构诱发了人体的特异性免疫应答，最终产生自身免疫性淋巴细胞；这些淋巴细胞以人体正常组织（如血管内皮细胞）为抗原，引发了系统性血管炎，炎性反应导致组织损伤，从而使自身抗原暴露增多，进一步促进免疫反应；而模式识别受体数量增多以及局部免疫负调节因子的缺乏，在这些连锁反应的触发过程中起了重要作用。

4．环境因素学说

本病分布有明显的地区性，以地中海、中东及东亚国家居多。环境污染、微量元素的变化等，特别是血中铜离子含量与疾病发作呈正相关。

（二）病理学

神经白塞病的病变形式多样，尸体解剖和活检标本发现中枢神经系统病损符合血管炎性改变，静脉占优势，是引起 NBD 病理改变的重要因素，此外还表现为轻度炎症、脱髓鞘和变性改变。白质常被累及，灰质结构内也有病损，包括皮质、基底节、脑干神经核。

典型病理表现为：病变部位慢性炎细胞浸润，局部组织成分丢失、坏死，充满脂质的巨噬细胞和胶质细胞蓄积，中性粒细胞、嗜酸性粒细胞、淋巴细胞浸润，病变处轴突变性。

（三）临床表现

NBD 最常见的症状是头痛、无力、麻木感。头痛主要表现为偏头痛，其次是紧张型头痛。最常出现的神经系统体征是反射亢进、向上跖反射、躯体感觉异常，另外，锥体束征、脑神经麻痹、假性延髓征和小脑征也较常见。NBD 依据受累部位可分为实质型、非实质型（仅有中枢神经系统血管受累）和叠加型 3 类。非实质型患者约占 20%，大于 20% 的患者为叠加型（中枢神经系统实质和血管同时受累）。

实质型 NBD 表现为局灶或弥散性的中枢神经系统实质受累而不伴颅内压增高，主要累及脑干、脊髓、半球等。此型又可分为以下四型：①脑干型。此型较常见，通常急性或亚急性起病，可在数日内达高峰。常累及双侧脑神经、小脑、锥体束，表现为不同形式组合的脑神经受累、构音障碍、单侧或双侧锥体束征、共济失调，伴或不伴轻度的意识障碍。病程中症状可逐渐缓解。②卒中型。此型较少见，急性起病，单侧神经症状常提示脑卒中发作。半球病变可以出现轻偏瘫、偏身感觉障碍、癫痫发作。③精神症状型。此型主要表现为精神症状，包括焦虑、抑郁、幻觉、易激动及失眠等。认知功能障碍可表现为注意力下降、记忆丧失、人格改变，甚至是进行性痴呆。④弥漫型。急性或亚急性起病，伴假性延髓征，包括情绪不稳、构音障碍、吞咽困难、下颌反射敏感，以及锥体束征、小脑征、脊髓感觉平面及括约肌功能障碍等。

非实质型 NBD 可由静脉窦血栓、上腔静脉阻塞、动脉闭塞、动脉瘤等引起，主要表现为颅内压增高，如严重头痛、呕吐、双侧视盘水肿、眼球运动障碍、精神改变，而无中枢神经系统实质受累的临床或放射学证据。静脉窦血栓常见，且常与外周主要大血管病相伴随，其中以上矢状窦血栓伴或不伴横窦血栓多见，一些患者可仅表现为头痛。若同时表现为脑实质型和颅内压增高则为混合型。MRI 显示斑片影，磁共振静脉造影（MRV）显示脑静脉血栓。

NBD 累及周围神经系统的临床和电生理检查发现，其与多发性单神经炎（一种主要累及下肢的周围神经病）和多发性神经根性神经炎的表现相一致。据报道少见肌肉受累者，个别病例可表现为局灶或广泛的肌炎。虽然神经系统症状可以为首发表现，但一般不单独出现，常伴有其他系统受累的证据。

（四）辅助检查

1．实验室检查

血和脑脊液检查有助于诊断，并对疾病的活动性有提示作用。红细胞沉降率增快和 C 反应蛋白升高提示疾病处于活动期。

70% ～ 80% 实质型 NBD 患者存在脑脊液（CSF）改变，NBD 的 CSF 改变有一定特点。文献报道约 60% 的 NBD 患者可见 CSF 蛋白质或白细胞升高，其中 54% 是以中性粒细胞为主的炎性反应或者中性粒细胞伴淋巴细胞的混合性炎性反应，46% 是淋巴细胞为主的炎性反应。Kidd 等报道的 18 例脑干型 NBD 中，17 例 CSF 表现异常，主要为白细胞轻度增多，以淋巴细胞为主且普遍存在中性粒细胞（中性粒细胞比例平均为 9.5%）。在中枢神经系统炎性脱髓鞘疾病和病毒性脑炎等脑实质性炎性疾病中，极少有这样的 CSF 细胞学改变。CSF 中 IL-6 水平升高是 NBD 处于活跃期的标志，可用来监测 NBD 的病程变化，尤其在没有其他 CSF 炎性标志物的情况下，IL-6 的动态变化尤为重要。

2．针刺反应试验（pathergy test）

用 20 号无菌针头在前臂屈面中部斜行刺入约 0.5 cm 沿纵向稍作捻转后退出，24 ～ 48 h 后局部出现直径＞ 2 mm 的毛囊炎样小红点或脓疱疹样改变为阳性。此试验特异性较高且与疾病活动性相关，阳性率为 60% ～ 78%。静脉穿刺或皮肤创伤后出现的类似皮损具有同等价值。

3．影像学检查

（1）MRI 检查：MRI 是目前观察神经白塞病脑损害最敏感的方法。MRI 的改变反映了神经白塞病的组织学变化。急性期是一个急性炎症过程，病灶呈 T1 加权正常或低信号，T2 加权高信号，常位于脑桥、中脑、小脑、基底节区、脑室周围白质（通常不靠近脑室壁）；锥体束最常受累，尤其是脑桥及中脑的锥体束，“锥体束征”是神经白塞病 MRI 表现的一个重要特点。高信号病灶不一定提示缺血、脱髓鞘或胶质增生，但可能反映了急性炎症过程。此时的大病灶可能有强化及占位效应而酷似肿瘤，这是因为炎症破坏血脑屏障所致。病灶较弥散，以及急性期过后病灶缩小且强化不明显可资鉴别。神经白塞病虽然也累及脑室旁白质，但远不如多发性硬化突出，这是两者的主要鉴别点。随着病程的发展，炎症反应减轻、血脑屏障修复及神经胶质细胞增生、小灶性的梗死形成等原因，MRI 表现为病灶缩小甚至消失。一项 NBD 长期 MRI 随访研究显示，大约 40% 的患者病灶消失，35% 病灶缩小，25% 没有改变，没有 1 例病灶扩大。所以病损的“可逆性”是神经白塞病 MRI 表现的另一个特点。文献报道，23% 的慢性神经白塞病患者 MRI 表现为脑干萎缩而大脑正常，其特异性高达 96.5%，但敏感性不高。有报道长期应用激素可以引起脑萎缩，长期服用激素的系统性红斑狼疮患者的头部 CT 也有类似发现。但至今未发现长期服用激素的患者仅是脑干萎缩而无大脑萎缩。所以，仅有脑干萎缩而无大脑萎缩可能是神经白塞病 MRI 的一个特征性表现。

文献报道临床上脊髓受累者占全部 NBD 的 10%，而尸解研究中，28% 的 NBD 患者可发现脊髓病灶。颈髓受累最为常见，常累及颈髓背侧，多为单发，类似斑片状脱髓鞘，累及 2 ～ 3 个椎体节段，可有强化和周围水肿。

（2）脑血管造影：以脑血管意外为主要表现的患者，脑血管造影可显示血管广泛狭窄和血栓形成，其中，大血管狭窄以大脑前、中动脉多见。

4．神经电生理检查

该检查不推荐作为 NBD 的诊断依据。对于累及周围神经的 NBD，电生理检查具有一定的定位意义。

5．神经组织活检

作为有创性检查，神经组织活检不推荐作为 NBD 的常规诊断手段。当常规检查不能做出诊断及需要与肿瘤鉴别时，可以考虑此项检查。

（五）白塞病诊断

1．O'Duffy 标准

该标准于 1976 年提出，以口腔溃疡或阴部溃疡中的 1 项作为基本症状的诊断标准，认为凡有反复口腔溃疡或阴部溃疡而同时伴有葡萄膜炎、关节炎、结节性红斑样皮肤血管炎和脑膜脑炎 4 项中 2 项或 2 项以上者属完全型，而仅伴有 1 项者则属不完全型。此标准特异性强，高达 94.3%，但敏感性差，仅为 78.1%。

2．陈寿坡、张孝骞标准

该标准于 1980 年提出，以口腔溃疡、阴部溃疡及葡萄膜炎 3 项作为基本症状的诊断标准。除以上 3 项基本症状外，他们还将皮肤、肺部、消化道、泌尿道、血管及神经系统等 6 处病变及关节炎列作特殊症状。认为凡具备 3 项基本症状或 2 项基本症状加 2 项特殊症状者，为完全型；仅有 2 项基本症状或 1 项基本症状加 2 项特殊症状者乃不完全型。本标准敏感性强，但特异性较差，仅为 85.9%。

3．Mason 和 Bames 标准（即 M+B 标准）

该标准于 1969 年提出，以口腔溃疡、阴部溃疡、眼病变、皮肤病变 4 项作为主要指标的诊断标准，除以上 4 项主要指标外，他们还将关节炎、血栓性静脉炎、心血管病变、消化道病变、中枢神经系统病变及本病家族史 6 项列作次要指标。认为凡具备 3 项主要指标或 2 项主要指标加 2 项次要指标者即可诊断。本标准特异性高达 96.2%，但敏感性却仅为 71.9%。

4．日本标准

该标准于 1987 年修订，亦以口腔溃疡、阴部溃疡、眼病变、皮肤病变 4 项作为主要指标的诊断标准，除这 4 项主要指标外，还将无畸形关节炎、附睾炎、消化道病变、血管病变及中枢神经病变 5 项列作次要指标。认为具备 4 项主要指标者为完全型，而仅有 3 项主要指标加 2 项次要指标者为不完全型，若仅有眼病变再加另一项主要指标或 2 项次要指标者亦属不完全型。对虽有主要指标或次要指标，但达不到标准者，视作可疑患者。皮肤针刺反应、HLA-B51 阳性及出现反映炎症存在的指标（如外周血白细胞增多、红细胞沉降率增快及 C-反应蛋白增高），属于有助诊断的线索。本标准特异性高达 96.2%，但敏感性仅为 72.9%。

由于 1987 年的标准中尚存在某些不足，日本于 2005 年颁布了最新修订的白塞综合征诊断标准，对 1987 年的标准进行了较大改动和细化。与 1987 年标准的最大不同之处是，新制订了白塞综合征活动期分类和临床严重度标准，对白塞综合征的严重程度进行了分级，这对于把握病情严重程度、判断对患者生活质量的影响及预后等方面，均有比较重要的意义。

日本 2005 年白塞综合征诊断标准

◇ **主要症状**

1. 口腔黏膜的复发性阿弗他溃疡。

2. 皮肤症状

①结节性红斑样皮疹；

②皮下血栓性静脉炎；

③毛囊炎样（痤疮样）皮疹；

④皮肤的应激性增高作为参考。

3. 眼部症状

①虹膜睫状体炎；

②视网膜葡萄膜炎（脉络膜炎）。

如有以下所见也视为①②：考虑系①②所致的虹膜后粘连，晶状体上有色素沉着，脉络膜萎缩，视神经萎缩，并发白内障，继发性青光眼，眼球结核。

4. 外阴部溃疡。

◇ **次要症状**

1. 不伴有变形和强直性的关节炎。

2. 附睾炎。

3. 以回盲部溃疡为代表的消化道病变。

4. 血管病变。

5. 中等程度以上的中枢神经病变。

◇ **病型诊断标准**

1. 完全型：病程中出现 4 个主要症状。

2. 不完全型

①病程中出现 3 个主要症状，或出现 2 个主要症状和 2 个次要症状。

②病程中出现典型的眼部症状和其他 1 个主要症状或 2 个次要症状。

3. 疑似患者：虽有部分主要症状出现与消失，但不能满足不完全型的诊断条件，或典型的次要症状反复发作或加重。

4. 特殊型白塞综合征

①肠道型白塞综合征，应记载有无腹痛及大便隐血反应。

②血管型白塞综合征，应分别记载大动脉、小动脉及大、小静脉的损害。

③神经型白塞综合征，应记载有无头痛、麻痹、脑脊髓病及精神症状等。

HLA 检查应做 1 次关于 HLA-B51（B5）检查，并记录 HLA 的分型。

◇ **作为参考的检查（并非必须）**

1. 针刺反应试验（应使用 18 ～ 22 G 比较粗的注射针头）。

2. 链球菌疫苗单刺试验。因为白塞综合征患者往往对溶血性链球菌为主的口腔内链球菌呈现很高的过敏反应，用灭活链球菌抗原作单刺试验（26 G 针头），20 ～ 24 h 后可见很强的红斑反应。

3. 炎症反应：红细胞沉降率加快，血清 C 反应蛋白阳性，末梢血白细胞增多，补体增高。

4. HLA-B5l（B5）阳性。

5. 组织病理：急性期结节性红斑样皮疹可见脂肪间隔炎症，脂肪小叶间的浸润细胞为多核白细胞和单核细胞。在初期多形核细胞增加，单核细胞浸润为中心，可呈现淋巴细胞性血管炎的组织表现。应注意有无坏死性血管炎的存在，若有，则提示可能伴有全身性血管炎。

5．Dilsen 标准

该标准于 1988 年提出，是对皮肤针刺反应特别重视的诊断标准。该标准将本病临床表现区分为特异性试验（即针刺反应）、主要症状（指口腔溃疡、阴部溃疡、皮肤病变与眼病变、血栓性静脉炎 4 项）与次要症状（包括附睾炎、周围神经炎、神经精神症状、胃肠症状与肺胸膜症状 5 项）三部分，而针刺反应居举足轻重的地位。认为当其为（+）时，再加另一主要症状或次要症状即可确诊；针刺反应为（±）时，若伴 2 项主要症状或 1 项主要症状加 2 项次要症状时诊断亦可成立；若针刺反应为（–），则需具有 3 项主要症状加 2 项次要症状方能诊断。其余不够标准者，则定为可疑病例。本标准不仅特异性高，达 93.3%，且敏感性也不差，达 87.5%。针刺反应阳性的判断标准，统一规定如下：在针刺 48 h 后，若针眼处出现毛囊炎样小红点则定为（+）；若局部不仅有小红点且还有脓疱者为（++）；局部有似毛囊炎样小红点者为（±）；48 h 后局部无反应者属（–）。

6．国际白塞病委员会标准

该标准于 1989 修订，诊断条件包括口腔溃疡、生殖器溃疡、眼病变、皮肤病变及针刺反应阳性 5 条。认为凡有口腔溃疡伴其余 4 条中 2 条以上者可确诊。另将关节痛（或关节炎）、皮下栓塞性静脉炎、深部静脉栓塞、动脉栓塞和（或）动脉瘤、中枢神经病变、消化道溃疡、附睾炎和有否本病家族史等 8 条列为有助于诊断的症状。国内有人对此标准的敏感性及特异性进行过验证，结果分别为 92.3% 及 98.2%。

国际白塞病分类标准和评分系统

2013 年国际白塞病研究小组对来自 27 个国家的 2556 例白塞病患者进行深入研究，并在此基础上提出了新的分类标准和评分系统，新标准敏感性（93.9%）显著提高，同时仍保持高特异性（92.1%）。新标准对眼炎、口腔溃疡、生殖器溃疡、皮肤、中枢神经系统及血管受累情况进行评分，总得分 4 分及以上可诊断为白塞病（表 10-1）。其中针刺试验为非必要条件，若检查结果阳性，则加 1 分。口腔及外阴溃疡、眼、皮肤、神经系统、血管损害的定义同 1989 年分类标准。

表 10-1　2013 年国际白塞病分类标准和评分系统

临床表现	评分
眼部损害	2
口腔溃疡	2
外阴溃疡	2
皮肤损害	1
神经系统病变	1
血管表现	1
针刺反应阳性	1

（六）治疗

迄今为止，仍未找到根治神经白塞病的治疗方法。其治疗包括一般治疗、局部治疗、药物治疗。一般治疗包括急性期适当休息，避免刺激性食物，及时控制口腔部感染，必要时给予支持治疗，消化道症状明显时应禁食。局部治疗包括口腔溃疡可局部用冰硼散等；眼色素膜炎应到眼科做专科诊治；生殖器溃疡要保持局部清洁，防止并发感染。

药物治疗主要包括激素、秋水仙素、细胞毒素类药物（如环磷酰胺、甲氨蝶呤、干扰素和氨苯砜）。多数患者经传统药物治疗后缓解，预后良好，停药后易复发。但有眼、消化系统、中枢神经系统、大动脉受累者预后差，常导致视力障碍、消化道出血、动脉瘤破裂、心肌梗死等严重并发症。此外，部分难治性患者对传统药物的治疗反应差，病情难以控制，NBD 患者效果欠佳。

1．免疫抑制剂

常用的免疫抑制剂见表 10-2。

2．生物制剂

生物制剂是近年来治疗白塞病最有价值和前景的药物。研究已证实，生物制剂在白塞病的治疗中具有显著疗效，可明显改善患者的临床症状，控制部分难治性多系统受累的白塞病患者的病情活动。

（1）TNF-α 抑制剂：主要包括依那西普、英利昔单抗、阿达木单抗，适用于眼、消化道、神经系统、血管、关节、皮肤黏膜受累的白塞病患者。

（2）IFN-α2：可显著缓解皮肤黏膜、眼部、关节、神经系统损害。研究发现，其对眼病和口腔溃疡的缓解率分别为 92% 和 36%，并有效改善外阴溃疡、关节炎、皮肤黏膜病变。

（3）IL-6 抑制剂（托珠单抗）：该药对白塞病的疗效存在争议。有学者尝试使用其治疗白塞病引起的肾病综合征、白塞病难治性眼病、对常规免疫抑制剂以及英利昔单抗无效的中枢神经系统病变，均取得了较好疗效，但该药却对白塞病的严重皮肤黏膜损害疗效不佳。

此外，若白塞病患者发生消化道溃疡穿孔、动脉瘤破裂，则病情急，具有较高的致残率和致死率，必要时应进行外科手术干预，以免发生严重并发症或危及生命。此外，怀孕会使 67% 的患者病情出现恶化，尤其是早期妊娠阶段，故白塞病患者应结合病情慎重选择妊娠。

（七）建议

目前尚无有关 NBD 治疗的 1 级证据，前文治疗方案均来自既往文献报道。

在一次明确的复发之后，根据患者的病情轻重、其对激素的反应、再次发作的症状、病程及并发症，考虑应用免疫调节治疗。

即使抗凝血治疗是颅内静脉窦血栓形成的标准治疗，仍然没有明确证据证实抗凝血治疗对 NBD 有效，如果准备给予该治疗，应谨慎排除动脉瘤。

（八）预后

NBD 预后不佳，死亡率可高达 40%。有文献报道 NBD 年内死亡率为 10% 左右，不少病例常在出现症状后 1 年内死亡。从临床类型看，脊髓型和周围神经病变型预后相对较好，脑膜脑炎型和脑干型预后较差。早期诊断及治疗有可能改善预后。

表 10-2　治疗白塞病的免疫抑制剂

药物名称	适应证	剂量及用法	注意事项
糖皮质激素	重症患者如严重眼炎、中枢神经系统病变、严重血管炎患者可静脉应用大剂量甲泼尼龙冲击	1000 mg/d，静脉滴注，1 个疗程 3 ~ 5 天，与免疫抑制剂联合效果更好	注意长期应用糖皮质激素的不良反应
硫唑嘌呤（azathioprine，AZA）	白塞病多系统病变的主要用药。可抑制口腔溃疡、眼部病变、关节炎和深静脉血栓，改善疾病的预后	2 ~ 2.5 mg/（kg · d），口服	可与其他免疫抑制剂联用，但不宜与 IFN-α 联用，以免骨髓抑制。应用期间应定期复查血常规和肝功能等
甲氨蝶呤（methotrexate，MTX）	用于治疗神经系统、皮肤黏膜等病变	每周 7.5 ~ 15 mg，口服或静脉注射	主要不良反应包括骨髓抑制、肝损害及消化道症状等
环磷酰胺（cyclophosphamide，CYC）	急性中枢神经系统损害或肺血管炎、眼炎	可口服或大剂量静脉冲击治疗（每次用量 0.5 ~ 1.0 g/m^2 体表面积，每 3 ~ 4 周 1 次，或 0.6 g/ 次，每 2 周 1 次）	使用时嘱患者大量饮水，以避免出血性膀胱炎的发生，此外可有消化道反应及白细胞减少等
环孢素 A（cyclosporine A，CsA）	对秋水仙碱或其他免疫抑制剂疗效不佳的眼白塞病效果较好	每日 3 ~ 5mg/kg，口服	应用时注意监测血压，肾功能损害是其主要不良反应
柳氮磺吡啶（sulfasalazine，SSZ）	用于肠白塞病或关节炎患者	3 ~ 4 g/d，分 3 ~ 4 次口服	注意药物的不良反应

（王力群　曲明卫）

延伸阅读

[1] Sakane T，Takeno M，Suzuki N，et al. Behcet's disease. N Engl J Med，1999，341（17）：1284-1291.

[2] Al-Araji A，Kidd DP. Neuro-Behcet's disease：epidemiology，clinical characteristics，and management. Lancet Neurol，2009，8（2）：192-204.

[3] Kalra S，Silman A，Akman-Demir G，et al. Diagnosis and management of Neuro-Behcet's disease：international consensus recommendations. J Neurol，2014，261（9）：1662-1676.

[4] International Study Group for Behcet's Disease. Criteria for diagnosis of Behcet's disease. Lancet，1990，335（8697）：1078-1080.

[5] Tursen U，Gurler A，Boyvat A. Evaluation of clinical findings according to sex in 2313 Turkish patients with Behcet's disease. Int J Dermatol，2003，42（5）：346-351.

[6] Farah S，Al-Shubaili A，Montaser A，et al. Behcet's syndrome：a report of 41 patients with emphasis on neurological manifestations. J Neurol Neurosurg Psychiatry，1998，64（3）：382-384.

[7] Kural-Seyahi E，Fresko I，Seyahi N，et al. The long-term mortality and morbidity of Behcet syndrome：a 2-decade outcome survey of 387 patients followed at a dedicated center. Medicine，2003，82（1）：60-76.

[8] Kidd D，Steuer A，Denman A M，et al. Neurological complications in Behcet's syndrome. Brain，1999，122（Pt11）：2183-2194.

[9] Yazici H，Fresko I，Yurdakul S. Behcet's syndrome：disease manifestations，management，and advances in treatment. Nat Clin Pract Rheumatol，2007，3（3）：148-155.

[10] Akman-Demir G，Serdaroglu P，Tasci B. Clinical patterns of neurological involvement in Behcet's disease：evaluation of 200 patients. The Neuro-Behcet Study Group.Brain，1999，122（Pt11）：2171-2182.

[11] Davatchi F，Assaad-Khalil S，Calamia KT，et al. The International Criteria for Behçet's Disease（ICBD）：a collaborative study of 27 countries on the sensitivity and specificity of the new criteria. J Eur Acad Dermatol Venereol，2014，28：338-347.

[12] Kalra S，Silman A，Akman-Demir G，et al. Diagnosis and management of neuro-Behçet's disease：international consensus recommendations. J Neurol，2013，261：1662-1676.

[13] Sekeroglu HT，Topal D，Demircan N，et al. Bilateral acute idiopathic frosted branch angiitis in a pregnant woman. Retin Cases Brief Rep，2012，6：69-71.

[14] Davatchi F，Chams-Davatchi C，Ghodsi Z，et al. Diagnostic value of pathergy test in Behçet's disease according to the change of incidence over the time. Clin Rheumatol，2011，30：1151-1155.

[15] Aguiar De Sousa D，Mestre T，Ferro JM. Cerebral venous thrombosis in Behçet's disease：a systematic review. J Neurol，2011，258：719-727.

[16] Kumar A，Yangzes S，Singh R. Frosted branch angiitis in one eye and impending CRVO in the other：a diagnostic dilemma. BMJ Case Rep，2015，2015：bcr2014209073.

[17] Kwon SJ，Park DH，Shin JP. Frosted branch angiitis as ocular manifestation of Behçet's disease：unusual case report and literature review. Korean J Ophthalmol，2013，27：466-469.

[18] Schwartz R，Borok S，Goldstein M，et al. Bilateral neuroretinitis and a unilateral superior hemivein occlusion with frosted branch angiitis pattern presenting simultaneously in Behcet's disease. Case Rep Ophthalmol，2016，7：141-147.

[19] Kalra S，Silman A，Akman-Demir G，et al. Diagnosis and management of Neuro-Behçet's disease：

international consensus recommendations. J Neurol，2014，261（9）：1662-1676.
[20] Kontzialis M，Guryildirim M. Acute/subacute neuro-Behcet's disease. Acta Neurol Belg，2017，117（4）：925-926.
[21] Alnasser Alsukhni R，Ghoubari MS，Aboras Y，et al. Delirium as presenting symptom of neuro-Behcet's disease. SAGE Open Med Case Rep，2016，4. DOI：10.1177/2050313X16661641.
[22] 许伟红，吴华香. 白塞病的诊治进展. 临床内科杂志，2014，31（10）：668-671.
[23] 中华医学会风湿病学分会. 白塞病诊断和治疗指南. 中华风湿病学杂志，2011，15（5）：345-347.

彩　图

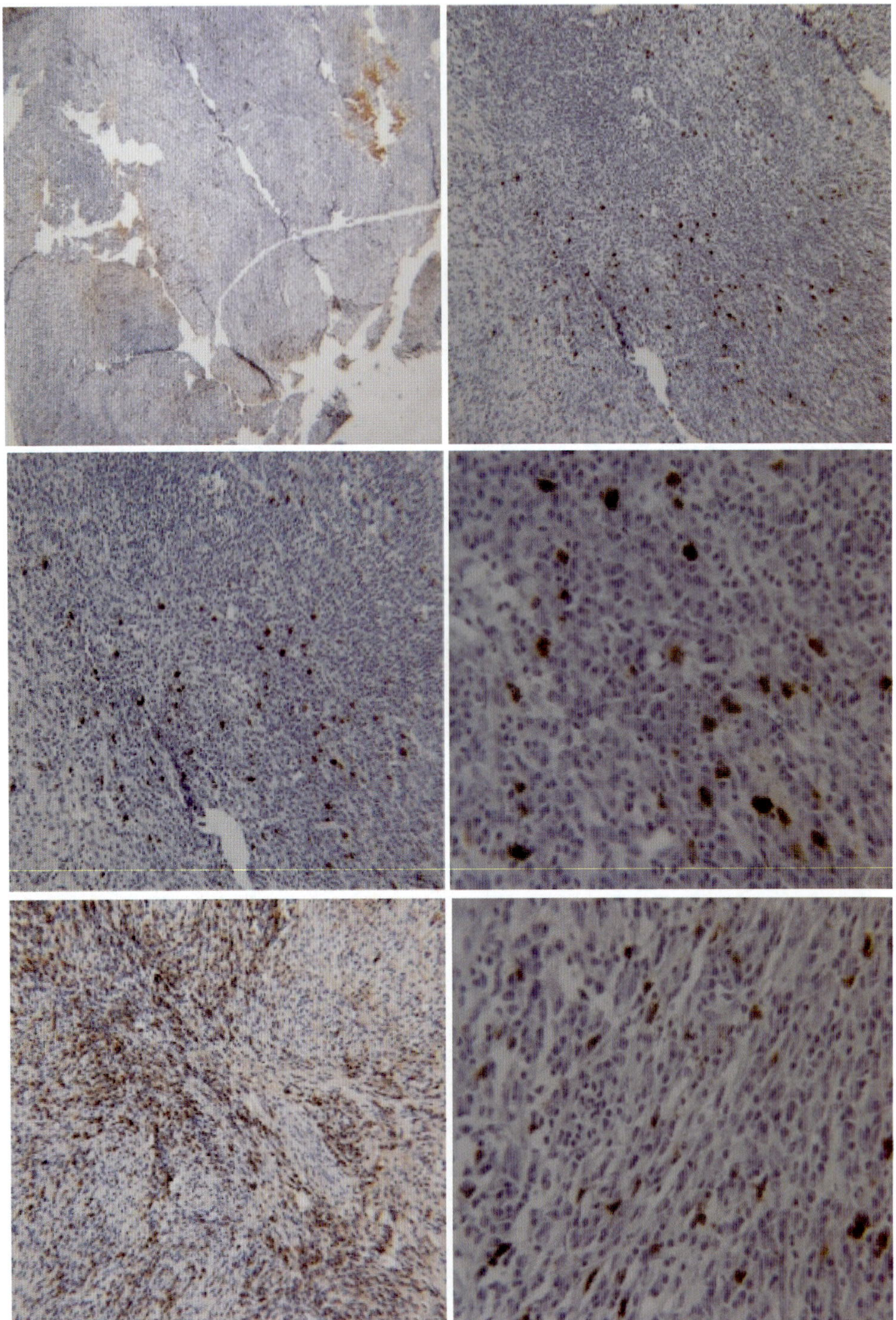

彩图 **1-3**　硬脑膜活检病理结果（**HE** 染色，×**400**）可见大量席纹样纤维组织伴淋巴细胞、浆细胞浸润，以及 **IgG4** 阳性浆细胞和淋巴细胞

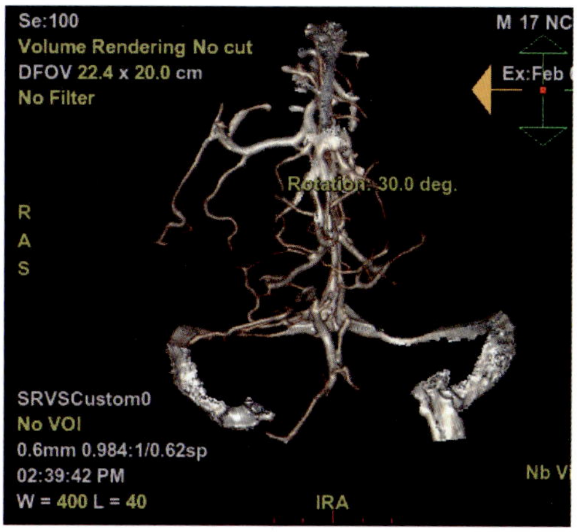

彩图 **7-2**　入院时头 **CTV** 显示上矢状窦、双侧横窦纤细

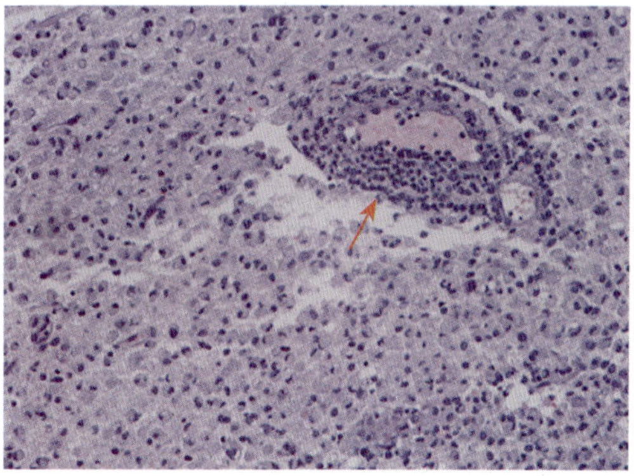

彩图 **7-5**　脑组织小血管周围可见多量淋巴细胞及少量中性粒细胞浸润

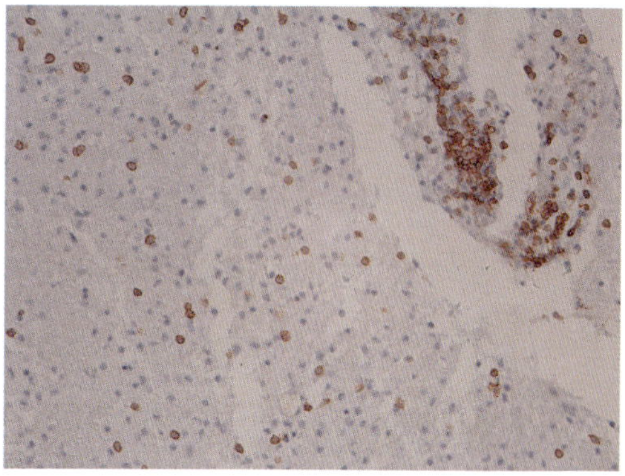

彩图 **7-6**　淋巴细胞 **CD3** 染色阳性

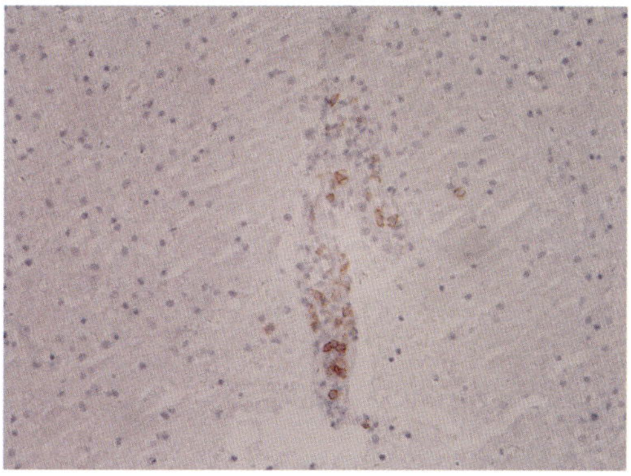

彩图 **7-7**　淋巴细胞 **CD3** 染色阳性

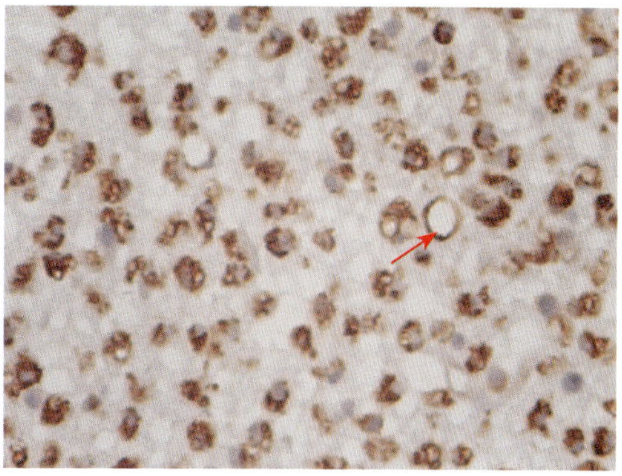

彩图 **7-8**　泡沫细胞

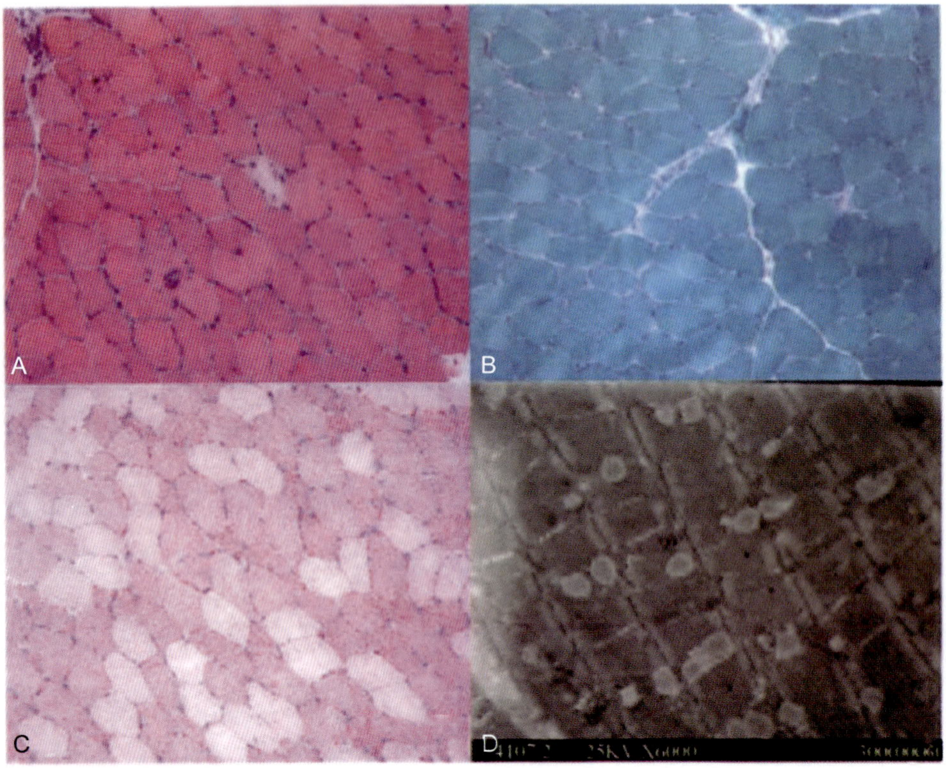

彩图 **8-2**　患者肌肉病理改变。**A**．苏木精 - 伊红染色可见少许变性坏死肌纤维；**B**．改良 **Gomori** 染色未见破碎红纤维；**C**．油红染色两型肌纤维胞质内大量类脂质物质沉积，以Ⅰ型肌纤维为著；**D**．电镜下可见肌原纤维之间大量脂质颗粒，线粒体结构异常